高等院校数字化融媒体特色教材

药理学实验

EXPERIMENTS OF
PHARMACOLOGY

主编 阮叶萍

配数字资源

二维码

ZHEJIANG UNIVERSITY PRESS
浙江大学出版社

图书在版编目(CIP)数据

药理学实验 / 阮叶萍主编. —杭州：浙江大学出版社，2022.5(2025.6 重印)

ISBN 978-7-308-22536-6

Ⅰ. ①药… Ⅱ. ①阮… Ⅲ. ①药理学—实验—高等学校—教材 Ⅳ. ①R965.2

中国版本图书馆 CIP 数据核字(2022)第 064434 号

药理学实验

阮叶萍　主编

策划编辑	阮海潮(1020497465@qq.com)	
责任编辑	阮海潮	
责任校对	王元新	
封面设计	周　灵	
出版发行	浙江大学出版社	
	(杭州市天目山路148号　邮政编码310007)	
	(网址：http://www.zjupress.com)	
排　　版	杭州星云光电图文制作有限公司	
印　　刷	杭州宏雅印刷有限公司	
开　　本	787mm×1092mm　1/16	
印　　张	12	
字　　数	300 千	
版 印 次	2022 年 5 月第 1 版　2025 年 6 月第 2 次印刷	
书　　号	ISBN 978-7-308-22536-6	
定　　价	45.00 元	

《药理学实验》
编委会名单

前　言

　　药理学实验是培养学生分析问题、解决问题、设计实验方案和基本实验操作技能的非常关键的学习环节。通过实验,使学生初步掌握药理学的研究方法,培养其运用药理学理论知识分析实验结果的能力。通过实施动物实验人道主义教育,使学生对实验动物抱有感恩敬畏之心。同时在实验中重视设计思路、尊重实验数据,培养学生认真、诚信、严谨的科研作风,为日后的临床实践、科学研究打下良好的基础。

　　《药理学实验》是按照高等院校"药理学"课程教学大纲的要求和特点编写的。全书分九个部分,通过对实验目的、实验原理、实验方法等多方面的阐述,使学生能更好地理解相关的理论知识。同时,书中还辅以有关操作方法的图片,帮助学生理解具体的实验过程。对于一些较为典型的实验操作步骤,本书以嵌入二维码的形式附有操作视频,以便学生预习。为提高实验效果,每个实验后还附有思考题,有助于学生实验后复习。另外,本书还附上了常用的实验参考数据,以备学生查阅。

　　鉴于各医学院校以及不同专业学生对药理学实验的要求不同,在实际教学中可对本书实验内容进行选择。此外,为了保证学生实验报告的规范和统一,在本书的最后附有实验报告模板。

　　尽管我们对全书进行了认真的审校,但由于时间仓促和编写能力有限,不尽如人意之处在所难免,敬请读者批评指正。

编　者

目　录

药理学实验要求

第一部分　药理学总论实验

第二部分　传出神经系统药物实验

第三部分　中枢神经系统药物实验

第四部分　内脏系统药物实验

第五部分　安全性试验

第六部分　抗生素药物实验

第七部分　抗肿瘤药物实验

第八部分　动物实验基本方法

第九部分　药物的剂型及处方

药理学实验要求

一、明确药理学实验课的目的

药理学实验课是药理学教学的一个重要组成部分,其目的主要是通过实验,使学生掌握药理学实验的基本技能,获得药理学实验操作的科学方法。通过实验,培养学生科学的工作态度、严谨求实的科学作风和严密的思维品质,并且训练学生认真地对事物进行观察,培养学生分析、综合、解决实际问题的能力。

二、药理学实验课的要求

药理学实验课包括实验操作、整理实验结果、书写实验报告等多个环节。为了提高实验效果,达到实验目的,要求做到以下事项。

(一)重视对相关理论知识的学习

实验前应认真复习与实验相关的理论知识,了解实验的背景。同时了解实验的目的和要求、方法和操作步骤,领会实验原理。

(二)加强基本技能的训练

实验时应在老师的指导下多动手、多观察,克服依赖性和怕脏、懒得动手等不良习惯,并且在实验过程中,及时记录药物反应的出现时间和表现,联系理论知识进行思考。

(三)客观记录和整理实验结果

对实验过程中的计量资料(如血压、心率、瞳孔大小、睡眠时间等数据)和计数资料(如动物死活数、阳性或阴性反应数等),要如实准确地记录。实验完毕后,对结果分别进行整理,使实验结果一目了然。

(四)认真书写实验报告

书写实验报告可以培养学生分析和概括问题的能力,每次实验后要求用统一的实验报告纸书写报告。要求在报告中列出实验题目、实验目的、实验方法和实验结果,特别要对实验结果进行讨论。在书写过程中不要单纯地抄写理论知识,也不要超过验证范围任意扩大。文字要简练,书写要工整。

三、遵守实验室规则

1. 保持安静、整洁,创造良好的实验环境。
2. 注意安全,特别注意实验室水、电的使用安全。
3. 搞好清洁卫生,关好门窗、水电后才能离开实验室。

第一部分
药理学总论实验

实验一　药物的基本作用

【目的】　通过对实验现象的观察,掌握药物的兴奋作用与抑制作用、局部作用与吸收作用等。

【原理】　使机体原有功能活动水平提高的作用称为药物的兴奋作用,而使原有功能活动水平减弱的作用称为药物的抑制作用。药物的作用按作用部位的不同又可分为局部作用与吸收作用。局部作用是药物在应用后被吸收进入血液循环之前产生的作用,而吸收作用指的是药物被吸收进入血液循环,分布到组织器官后再产生的作用。本实验旨在观察药物的这些作用。

【器材】　注射器。

【药物】　5%盐酸利多卡因溶液,2.5%硫喷妥钠溶液。

【动物】　家兔1只。

【方法】　取健康家兔1只,称重后先观察家兔的正常活动情况,如观察四肢的站立和行走姿势,并用针刺其后肢,测试其有无痛觉反射。而后使兔作自然卧式,于一侧坐骨神经周围,即在尾部坐骨嵴与股骨之间的凹陷处,注入盐酸利多卡因2mL/kg(100mg/kg)。先注入半量(1mL/kg),观察并测试后肢有无运动和感觉上的障碍,等局部作用明显后(2~3min),再将另半量(1mL/kg)药物注入肌肉。待出现中毒症状(惊厥)时,立即由耳缘静脉注射2.5%硫喷妥钠溶液至肌肉松弛为止(约0.5mL/kg)。

【结果】　填入表1-1-1中。

表1-1-1　实验结果

动物	体重(kg)	给药剂量(mL/kg)	兴奋作用表现	抑制作用表现	局部作用表现	吸收作用表现
家兔						

【注意点】

1.测试痛觉反射时,针刺后肢踝关节处的轻重应当适中。

2.界定坐骨神经的部位时,将家兔的后肢拉直,在坐骨嵴与股骨之间所摸到凹陷处就是所找部位。注射部位应当尽量靠近股骨,注射时将针尖插到髂骨稍回退一点。

3.利多卡因注射于坐骨神经周围时,可产生传导阻滞作用,剂量过大或误入血管可致中毒,主要表现有中枢先兴奋后抑制,如表现为兴奋不安、昏迷、呼吸抑制、惊厥等。

4.在注射硫喷妥钠时应缓慢(1min左右),若注射过快可引起家兔呼吸抑制而死亡。

【思考题】

1.根据实验观察到的现象,分析药物的基本作用。

2.普鲁卡因的选择作用表现在哪些方面?

3.分析讨论哪些是治疗作用,哪些是不良反应?

4.在实验过程中,有没有观察到药物的拮抗作用?

实验二　剂量对药物作用的影响

【目的】　观察不同剂量的士的宁对小鼠作用的差异。

【原理】　影响药物作用的因素中有给药剂量,当药物的剂量增加时,药物的效应也增加;当然,这一效应的增加也不是无限制的,当增加到一定程度时,药物的效应恒定在一定的水平,而当药物剂量过大时,可致中毒或死亡。本实验观察不同剂量的士的宁溶液对小鼠药物效应上的差异。

【器材】　天平,1mL注射器,苦味酸溶液。

【药物】　0.005%、0.01%士的宁溶液。

【动物】　小鼠2只。

【方法】　取小鼠2只编号,并以苦味酸溶液涂毛进行标记,称其体重及观察小鼠正常时的活动情况。各鼠经腹腔注射不同浓度的士的宁溶液0.2mL/10g:1号鼠注射0.005%士的宁溶液,2号鼠注射0.01%士的宁溶液。

【结果】　填入表1-1-2中。

表1-1-2　实验结果

鼠号	体重(g)	剂量(mL/10g)	潜伏期	给药前表现	给药后表现
1					
2					

【注意点】

1. 小鼠对士的宁可能出现的反应,按由轻到重程度有活动增加、呼吸急促、反射亢进、震颤、惊厥及死亡等。

2. 比较各鼠所表现出来的药物反应的严重程度和发生快慢。

【思考题】

1. 药物剂量和作用的关系对于指导药理实验和临床用药有何意义?

2. 分析不同剂量的士的宁作用产生差异的机制。

3. 讨论给药剂量与临床用药的关系。

实验三 不同给药途径对药物作用的影响

【目的】 观察不同给药途径对硫酸镁作用的影响。

【原理】 给药途径是影响药物作用的因素,不同的给药途径对药物的吸收、分布、代谢和排泄都有较大的影响,因而使药物作用的强度和速度不同,有时甚至会改变药物的作用性质。本实验采用的硫酸镁在以口服给药时,发挥的是泻下作用;而当注射给药时,产生的为抗惊厥作用和降压作用。本实验观察以不同给药途径给予硫酸镁时小鼠反应上的差异。

【器材】 粗天平,1mL 注射器,小鼠灌胃针头。

【药物】 15％硫酸镁溶液。

【动物】 体重相近的小鼠 2 只。

【方法】 取小鼠 2 只编号,并以苦味酸溶液涂毛进行标记,称其体重及观察小鼠正常时的活动情况。一只腹腔注射 15％硫酸镁 0.2mL/10g(3.0g/kg),另一只以同样的剂量[0.2mL/10g(3.0g/kg)的硫酸镁]灌胃。然后分别置小笼中,观察两鼠的表现,并记录结果。

【结果】 填入表 1-1-3 中。

表 1-1-3 实验结果

鼠号	体重(g)	剂量(mL/10g)	给药途径	给药前表现	给药后表现
1					
2					

【注意点】

1.掌握正确的灌胃操作技术,不要误入气管或插破食管,前者可致窒息,后者可出现如同腹腔注射的吸收症状,重则死亡。

2.注射后作用发生较快,需留心观察。

【思考题】

1.给药途径不同的药物的作用为什么会出现质的差异,有的则产生量的不同?

2.分析硫酸镁给药途径不同产生的作用也不同的机制。

3.讨论给药途径与临床用药的关系。

实验四　肝功能状态对药物作用的影响

【目的】　观察肝功能损害对戊巴比妥钠作用的影响。

【原理】　肝脏是机体重要的代谢器官,许多药物进入人体后,主要经过肝脏进行代谢转化。因此,当肝功能受到损害时,细胞微粒体内药物代谢合成将减少,从而使药物的清除速率降低,使药物的血浆半衰期延长,药物的作用时间延长。本实验观察肝功能状态对药物作用的影响。

【器材】　粗天平,1mL注射器,小鼠观察木盒或鼠笼。

【药物】　5%四氯化碳油溶液,0.3%戊巴比妥钠溶液。

【动物】　小鼠4只。

【方法】　取小鼠2只,于正式实验前48h皮下注射5%四氯化碳油溶液0.1mL/10g破坏肝功能。48h后,另取2只正常小鼠,称该4只小鼠的体重,分别由腹腔注射0.3%戊巴比妥钠溶液0.15mL/10g(45mg/kg),比较小鼠麻醉时间(以翻正反射消失为指标)。实验结束时将小鼠拉断颈椎处死,剖取肝脏,比较两组动物肝脏外观的不同。

【结果】　填入表1-1-4中。

表 1-1-4　实验结果

组别	鼠号	体重 (g)	给药量 (mL)	给药时间	翻正反射		作用维持时间 (min)	肉眼观察肝脏
					消失时间	恢复时间		
正常组	1							
	2							
损伤肝脏组	3							
	4							

【注意点】

1.如果室温在20℃以下,应给麻醉小鼠保暖,否则动物会因体温下降、代谢减慢而不易苏醒。

2.四氯化碳是一种肝脏毒物,其中毒动物常被作为中毒性肝炎的动物模型,用于观察肝脏功能状态对药物作用的影响及筛选和试验肝功能保护药。其油溶液既可用植物油配制,也可用甘油配成5%的制剂,实验前24h皮下注射0.08mL/10g。

3.四氯化碳中毒小鼠的肝脏比较肿大,有的充血,有的变成灰黄色,触之有油腻感,其小叶比正常肝脏更清楚。

【思考题】

1.为什么损害肝脏的小鼠注射戊巴比妥钠后作用维持时间延长?

2.讨论肝功能与临床用药的关系。

3.可用硫喷妥钠代替戊巴比妥钠吗?

实验五　肾功能状态对药物作用的影响

【目的】　观察肾功能损害对链霉素作用的影响。

【原理】　肾脏不仅是药物及其代谢产物的重要排泄器官,也是人体内仅次于肝脏的药物代谢器官。在患肾脏疾病或肾功能不全时,这些药物的代谢转化就受到影响。本实验观察肾功能状态对药物作用的影响。

【器材】　粗天平,1mL注射器,小鼠观察木盒或鼠笼。

【药物】　2.5%链霉素溶液,0.1%氯化汞溶液。

【动物】　小鼠4只。

【方法】　取小鼠2只,于正式实验前24h腹腔注射0.1%氯化汞溶液0.1mL/10g损害其肾功能。正式实验时,另取正常小鼠2只,分别称取正常小鼠和肾功能已破坏小鼠的体重,而后腹腔注射2.5%链霉素溶液0.15mL/10g(375mg/kg),给药后观察两组动物所表现的症状有何不同(注意肌张力、四肢运动及呼吸状态)。

【结果】　填入表1-1-5中。

表1-1-5　实验结果

组别	鼠号	体重(g)	给药量(mL)	给药前表现	给药后表现
正常组	1				
	2				
损伤肾脏组	3				
	4				

【注意点】

1.该实验使用的小鼠的体重须为10~12g,否则易导致实验结果不佳。

2.实验结束后可将将小鼠处死,比较两组动物肾脏的差别。氯化汞中毒小鼠的肾脏常肿大明显,如用小刀纵切,可见到皮质部较为苍白,髓质部有充血现象。

【思考题】

1.为什么两组小鼠的表现不同?

2.讨论肾功能与临床用药的关系。

实验六　药物对肝药酶的诱导作用

【目的】　了解由药物对肝药酶的影响而发生的药物交互作用。

【原理】　苯巴比妥钠有诱导肝药酶的作用,能使与其同时服用的其他药物代谢加快,药效降低。通过观察甲丙氨酯与苯巴比妥钠同时服用后的药物作用变化,了解药酶诱导剂。

【器材】　粗天平,1mL注射器,小鼠观察木盒或鼠笼。

【药物】　0.4%苯巴比妥钠溶液,0.75%甲丙氨酯溶液。

【动物】　小鼠4只。

【方法】　从实验前七天始,每天给其中2只小鼠腹腔注射0.4%苯巴比妥钠溶液0.1mL/10g(40mg/kg)1次,直至实验前一天为止。

取2只经过苯巴比妥钠处理的小鼠和2只正常小鼠,均腹腔注射0.75%甲丙氨酯溶液0.4mL/10g(300mg/kg),观察给药后小鼠的反应。记录给药时间,翻正反射的开始、消失时间,动物的最后情况。实验结束后处死小鼠,观看其肝脏的大小与颜色;摘取肝脏称重,计算肝重/体重比值。

【结果】　填入表1-1-6中。

表1-1-6　实验结果

组别	鼠号	体重(g)	甲丙氨酯药量(mL)	给甲丙氨酯后情况	肝重/体重
苯巴比妥钠处理组	1				
	2				
正常组	3				
	4				

【注意点】　甲丙氨酯可从安宁片剂中提取。将安宁片置乳钵中,加适量的无水乙醇研磨,用滤纸过滤,留取滤液,在水浴上回收大部分乙醇,再向余液中加入适量蒸馏水,甲丙氨酯即结晶析出。甲丙氨酯在乙醇中易溶,在20℃水中可溶解至0.34%,在37℃水中可溶解至0.79%。

【思考题】

1. 为什么在苯巴比妥钠处理过的小鼠身上,甲丙氨酯的作用显著减弱?
2. 哪些常用药物可以对肝药酶产生诱导?又会与哪些药物发生交互作用?

实验七　药物剂型对药物作用的影响

【目的】　比较不同剂型的士的宁制剂注射给药后对蟾蜍作用的差异。

【原理】　士的宁有致惊厥作用，其致惊厥的潜伏期及惊厥的严重程度与药物的剂型有关。通过给予不同剂型的士的宁制剂，了解药物剂型对药物作用的影响。

【器材】　粗天平，1mL注射器，小铁丝笼。

【药物】　0.03％硫酸士的宁溶液，0.03％硝酸士的宁胶浆液（含2.5％羧甲基纤维素）。

【动物】　蟾蜍2只。

【方法】　取蟾蜍2只，以棉线系足作记号，称体重。一只用0.03％硫酸士的宁溶液0.05mL/10g作胸淋巴囊内注射，另一只用0.03％硝酸士的宁胶浆液0.05mL/10g作胸淋巴囊内注射。将蟾蜍放铁丝笼内，经常加以触动，观察有无反射亢进现象，直至发生强直性惊厥。比较两种士的宁制剂作用的潜伏期（从给药到发生强直性惊厥的时间）的长短及惊厥的严重程度。

【结果】　填入表1-1-7中。

表1-1-7　实验结果

组别	体重(g)	药物剂型	给药量(mL)	潜伏期	作用表现
1					
2					

【注意点】

1.在严寒季节，蟾蜍对药物的反应性降低，可将士的宁的剂量增大2~4倍。

2.掌握注药操作，防止药液外漏。

【思考题】　剂型可以通过哪些方式影响药物的作用？

实验八 药物作用的个体差异及常态分布规律

【目的】 了解药物反应的个体差异和常态分布规律。

【原理】 基本情况相同时,大多数患者对药物的反应是相同的,但也有少数人会出现与一般人在数量上和性质上有显著差异的反应。

【器材】 粗天平,1mL 注射器,小鼠观察木盒或鼠笼。

【药物】 5%四氯化碳油溶液,0.3%戊巴比妥钠溶液。

【动物】 小鼠 4 只。

【方法】 将全班各实验小组在实验四中正常小鼠腹腔注射戊巴比妥钠后翻正反射消失持续时间数据集中,按下表进行统计,以了解药物反应的个体差异。

【结果】 填入表 1-1-8 中。

表 1-1-8 实验结果

翻正反射消失持续时间(min)	30 以下	30~60	60~90	90~120	120~150	150~180	180 及以上
小鼠数(只)							

再以翻正反射消失持续时间组距为横坐标,每个组距内的小鼠数为纵坐标,仿照示例绘制直方图,观察各组距内的小鼠数是否呈常态分布。

【注意点】 注意数据的统计。

【思考题】 动物药物作用的个体差异规律对于判断药理实验和临床上用药治病的结果有何指导意义?

实验九 酚磺酞血浆半衰期($t_{1/2}$)的测定

【目的】 以酚磺酞(PSP)为例,学习测定血浆半衰期的基本方法,并了解药物半衰期的临床意义。

【原理】 血浆半衰期指的是血浆中药物浓度下降一半所需的时间。本实验以酚磺酞来加以验证。

【器材】 721型分光光度计,1mL注射器,离心机,小试管,试管架,1mL、5mL吸管,兔板。

【药物】 0.6% PSP溶液,3%戊巴比妥钠溶液,2500U/mL肝素溶液,稀释液(0.9% NaCl溶液29mL+1mol/L NaOH溶液1mL)。

【动物】 家兔1只。

【方法】

1.家兔称重后,用3%戊巴比妥钠溶液静脉注射麻醉,卧位固定,耳缘静脉注射2500U/mL肝素溶液1mL/kg,2~3min后切断耳缘静脉,让其自然出血(弃前5滴,下同),滴于小试管内约1.5mL,并标记(下同)作为对照管。

2.由另一耳缘静脉注射0.6% PSP溶液0.4mL/kg(2.4mg/kg),记录注射时间。于注射后5min、10min、20min、40min分别取血约1.5mL。

3.离心(1500r/min,10min),从每试管吸出血浆0.2mL,转移至另一试管,加入稀释液1.4mL,摇匀后用721型分光光度计比色,以560nm波长测定其光密度(各为X_0、X_1、X_2、X_3、X_4)。

4.血浆半衰期计算公式:

$$t_{1/2} = \frac{\lg 2}{\lg X_1 - \lg X_4} \times 35$$

式中,X_1和X_4分别为在给予PSP后5min和40min取血所测得光密度值,35为40min与5min两标本的时间差。

5.血浆浓度计算公式:

$$\text{PSP 血浆浓度(mg\%)} = \frac{\text{光密度}}{\text{平均吸收系数}} \times 8 \times 0.354$$

PSP的相对分子质量为354,比色时血浆稀释了8倍。

平均吸收系数(K)的测定:取2μmol/L、1μmol/L、0.5μmol/L PSP标准液及蒸馏水各3.1mL,再各加1mol/L NaOH溶液0.1mL,于波长560nm处比色,读出光密度。代入上述计算式,算出各平均吸收系数(K)。以光密度为纵坐标,K为横坐标,绘制标准曲线。

将实验测得的光密度(X_0、X_1、X_2、X_3、X_4)与标准曲线图对比,求出各管的平均吸收系数,再代入计算式即可得到各管的PSP血浆浓度(mg%)。

【结果】 填入表1-1-9中。

表1-1-9 实验结果

	对照管	给药后(min)			
		5	10	20	40
PSP血浆浓度(mg%)					
PSP血浆半衰期(min)					

【注意点】

1.采血计时从开始滴血起。为能及时采血,要设法使兔耳充血。室温较低时,可用电灯(40～60W)烘烤兔耳(但不宜太近,以免烤伤)或用二甲苯棉球涂擦,同时用食指轻弹兔耳根部。

2.割断耳缘静脉后用液体石蜡棉球涂擦,以免兔毛沾血;采血完毕,用干棉球压住出血口,以便止血;如一时不易止血,可用木夹钳夹住耳郭。

3.按实测数据考察时量关系时应先审视各点的分布状态。如分布不呈直线趋势,可能由于测定技术误差或药物不按一级动力学消除,就不能作直线。画直线时应多照顾10min后的各点,即以求消除相的 $t_{1/2}$ 为主。

4.本实验介绍的 $t_{1/2}$ 值计算步骤是一种粗略算法。

【思考题】

1.试述 $t_{1/2}$ 的定义,以及测定血浆浓度和半衰期的意义。

2.某药的最低有效血浆浓度为2.0mg%,其血浆半衰期为10.7h,测得血液中的药物为4.7mg%,试问:尚能保持有效血浆浓度几小时?〔计算公式: $C_t = C_0(1/2)^{t/t_{1/2}}$, C_0 为初始浓度, t 为时间, C_t 为 t 时的浓度〕

实验十　不同种属的动物对组胺耐受量的差异

【目的】　通过实验了解动物的不同种属对药物作用的影响。

【原理】　不同种属的动物对有些药物的作用会产生明显的差异。

【器材】　鼠盒,1mL 注射器,4～5 号针头,粗天平。

【药物】　磷酸组胺,苦味酸。

【动物】　小鼠 2 只,豚鼠 1 只。

【方法】　取健康小鼠 2 只,称重,编号,分别皮下注射磷酸组胺 300mg/kg、3000mg/kg后,观察小鼠的反应。

另取健康豚鼠 1 只,称重,皮下注射磷酸组胺 30mg/kg,给药后 20min 观察记录豚鼠死亡及活动情况。

【结果】　填入表 1-1-10 中。

表 1-1-10　实验结果

动物	磷酸组胺剂量(mg/kg)	给药后反应
小鼠 1	300	
小鼠 2	3000	
豚鼠	30	

【注意点】　磷酸组胺溶液须临用时配制。

【思考题】　药物作用的差异性包括哪些内容?根据该理论,医生用药时应该注意什么?

第二部分
传出神经系统药物实验

实验一 传出神经系统药物对兔眼瞳孔的作用

【目的】 观察拟胆碱药、抗胆碱药及拟肾上腺素药对瞳孔的影响,并分析后两种药物扩瞳作用的机制。

【原理】 不同的药物对动物瞳孔的作用存在着差异性。

【器材】 兔固定箱,测瞳尺,1mL 注射器,手电筒。

【药物】 1%硫酸阿托品溶液,1%硝酸毛果芸香碱溶液,0.5%水杨酸毒扁豆碱溶液,1%盐酸去氧肾上腺素溶液。

【动物】 家兔 2 只。

【方法】

1.取无眼疾家兔 2 只,于适度的光照下,用测瞳尺测量两眼瞳孔的大小(mm)。另用手电筒光试验对光反射,即突然从侧面照射兔眼,如果瞳孔随光照而缩小,即为对光反射阳性,否则为阴性。

2.将家兔以自然体位置于兔固定箱内,用拇指和食指将兔眼睑拉成环状,中指压住鼻泪管,然后用注射器向一侧眼结膜囊内滴入 1%硫酸阿托品溶液 3 滴,向另一侧滴入 1%硝酸毛果芸香碱溶液 3 滴(表 2-1-1)。同法,另一只兔两侧眼结膜囊内分别滴入 1%盐酸去氧肾上腺素溶液和 0.5%水杨酸毒扁豆碱溶液各 3 滴。

表 2-1-1 实验操作步骤

兔号	左眼	右眼
1	1%硫酸阿托品溶液	1%硝酸毛果芸香碱溶液
2	1%盐酸去氧肾上腺素溶液	0.5%水杨酸毒扁豆碱溶液

3.滴药后 10min,在同样的光照下,再测两兔左、右眼的瞳孔大小和对光反射。如果滴毛果芸香碱及毒扁豆碱眼的瞳孔已经缩小,则在这两眼的结膜囊内再滴入 1%硫酸阿托品溶液 2 滴,10min 后检查瞳孔大小和对光反射又有何变化。

【结果】 填入表 2-1-2 中。

表 2-1-2 实验结果

兔号	眼睛	药物	瞳孔大小(mm)		对光反射	
			用药前	用药后	用药前	用药后
1	左	1%硫酸阿托品溶液				
	右	1%硝酸毛果芸香碱溶液				
		再滴 1%硫酸阿托品溶液				

（续表）

兔号	眼睛	药物	瞳孔大小（mm）		对光反射	
			用药前	用药后	用药前	用药后
2	左	1%盐酸去氧肾上腺素溶液				
	右	0.5%水杨酸毒扁豆碱溶液				
		再滴 1%硫酸阿托品溶液				

【注意点】

1. 测瞳时不能刺激角膜，光照强度及角度须前后一致，否则将影响测瞳效果。

2. 观察对光反射只能用闪射灯光。

3. 滴药液时，要把下眼睑拉成环状，同时压迫内眦部，以免药液经鼻泪管流入鼻腔，经鼻黏膜吸收，影响实验结果或致中毒。

4. 实验过程始终要求兔头朝一个方向固定，以免由于光强度的变化而影响结果。

【思考题】

1. 滴入毛果芸香碱及阿托品后，瞳孔为何有不同的变化？

2. 试从实验结果分析阿托品和去氧肾上腺素散瞳作用的不同。

3. 本实验结果能否证明毛果芸香碱和毒扁豆碱缩瞳机制不同？为什么？

实验二　传出神经系统药物对
离体兔肠平滑肌的作用

【目的】

1. 学习离体肠平滑肌器官的实验方法。

2. 观察并分析作用于传出神经系统的药物对离体兔肠平滑肌的作用。

【原理】　传出神经系统药物是一类对各种平滑肌均有作用的药物,特别是对胃肠平滑肌。

【器材】　麦氏(Magnus)实验装置一套(包括麦氏浴槽、麦氏浴管、恒温装置),L 形通气管,充气球胆(接橡皮管),张力换能器或描记杠杆,平衡记录仪或单记纹鼓,温度计,烧杯,铁支架,弹簧夹,螺旋夹,双凹夹,量筒(30mL),注射器(1mL)6 支(包括 6 号注射针头),线,手术刀,眼科镊,培养皿,胶泥(1～3g)。

【药物】　台氏液(Tyrode),0.001%氯乙酰胆碱溶液,0.1%硫酸阿托品溶液,0.002%盐酸肾上腺素溶液,0.3%盐酸普萘洛尔溶液,0.001%甲基硫酸新斯的明溶液。

【动物】　家兔 1 只,重 2.5kg 左右。

【方法】

1. 离体肠管的制备:取空腹家兔 1 只,以手倒提,用木槌猛击其枕骨部致死。立即剖腹,轻轻剪取整个空肠及回肠上半段,迅速置于冷台氏液中,去除肠系膜,并将肠管剪成数段,用台氏液将肠内容物冲洗干净,然后剪成长 2～3cm 的小段,放入盛有台氏液的培养皿内备用。多余肠管如不及时应用,可连同台氏液置于 4℃冰箱中保存,可维持活力 12h 左右。

2. 实验装置的准备:此装置由恒温、供气、供液和排液以及记录部分组成。麦氏浴槽内的水温由恒温装置控制在(38±0.5)℃。麦氏浴管置于麦氏浴槽中,以使浴管内营养液保持恒温。L 形管置于浴管内,其上端与气源(充气气囊或气泵等)相连,并用双凹夹固定于铁支架上,气流量以 1～2 个气泡/秒为宜。浴管下端与排液管相连,其上端可用不同形式随时充入新的恒温营养液(图 2-2-1)。

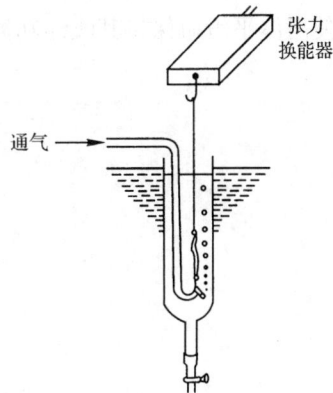

图 2-2-1　离体肠段的描记装置

3. 标本连接及记录:轻取一段标本,肠段一端系于张力换能器或描记杠杆的小钩上,将换能头输出线与电源部分的输入插座相连,电源部分的输出线连接于平衡记录仪或单记纹鼓。肠段另一端则用线系于 L 形管下端的小钩上。在描记杠杆的笔尖添加 1～3g 胶泥,作为标本的前负荷。标本连接好后向麦氏浴管内充入 30mL (38±0.5)℃台氏液,适应 10～15min 后,描记一段离体肠平滑肌正常收缩曲线,纸速为 1cm/min。

4.给药:用注射器依次向浴槽内加入下列药物,描记曲线变化。

(1)加 0.001%氯乙酰胆碱溶液 0.1mL,观察结果。当肠段收缩明显时,立即加入。

(2)0.1%硫酸阿托品溶液 0.1mL,观察对肠段收缩的影响。当收缩曲线下降到基线时再加入。

(3)0.001%氯乙酰胆碱溶液,剂量同 1,再观察结果。如作用不明显,接着追加。

(4)0.001%氯乙酰胆碱溶液 1mL,观察此时肠管有无收缩。观察 3min 后更换浴槽中的台氏液 3 次。

(5)0.002%盐酸肾上腺素溶液 0.2mL,观察对肠管的舒张作用,待作用明显后,用台氏液冲洗 3 次。

(6)3%盐酸普萘洛尔溶液 0.2mL,接触 2～3min 后,加入肾上腺素,剂量同(5),与首次用肾上腺素时的结果比较有何不同? 观察结果后用台氏液冲洗 3 次。

(7)加入 0.001%甲基硫酸新斯的明溶液 0.2mL,当作用明显时,加入 0.1%硫酸阿托品溶液 0.1mL,观察其对肠段收缩的影响。

【结果】 以描图和文字描述正常离体肠肌的张力和舒缩情况,加入各种药物及不同剂量后的反应,并对实验结果进行适当讨论。

【注意点】

1.制作标本时,动作应轻柔,尽量避免过多(过度)牵拉肠管。肠管及连线勿紧贴浴管壁。

2.浴槽内的水温应保持在(38±0.5)℃,换洗用台氏液应预热到同一温度;浴管内台氏液的体积以覆盖肠管为准,且冲洗前后要保持一致,注意调节肠肌张力。

3.方法中的用药量系以浴槽中有 30mL 左右的台氏液为准,故其容量有所改变时,用药量亦应做相应调整。

【思考题】

1.试着从受体学说分析阿托品对肠肌的作用,并讨论这些作用的临床意义。

2.普萘洛尔阻断什么受体而拮抗肾上腺素的作用?

3.使离体平滑肌保持其收缩功能需要哪些基本条件?

实验三　药物对大鼠离体膈神经-膈肌标本的作用

【目的】　学习制备离体神经-肌肉标本的方法,观察肌松药对该标本的作用,并分析其作用机制。

【原理】　大鼠离体膈神经-膈肌标本是研究骨骼肌松弛药的常用方法之一。其对不同类型的肌松药都较敏感,并表现出不同的收缩反应。从新斯的明能否拮抗神经肌接点阻断药的作用,可鉴别肌松药的类型。

【器材】　手术器械一套(大小剪刀、镊子及分离钳、玻璃分针、大鼠手术台),张力换能器记录仪,保护电极,方波刺激器,针头,棉花,棉线,铁支架。

【药物】　克氏液(Krebs),0.1%甲基硫酸新斯的明溶液,0.02%氯化筒箭毒碱溶液,0.1%氯化琥珀胆碱溶液,1%盐酸利多卡因溶液。

【动物】　大鼠1只。

【方法】　取成年大鼠1只,断头处死,放血后仰位固定于蛙板上,左侧膈神经较右侧易解剖,故取左侧。正中切开胸腹部皮肤,分离左胸皮肤至背部。用有齿镊提起胸骨,从正中剪开胸骨至胸骨柄,沿脊柱左侧剪断肋骨,再沿膈肌左边缘剪去肋骨,暴露左胸腔,即可见到膈神经由胸腺方向下行至膈肌。在胸腺附近仔细分离膈神经,用一细丝线结扎,剪断膈神经,轻轻提起丝线,沿神经剪除其周围组织,直至膈肌。注意勿过多分离附于神经上的组织,以免损伤神经。将已分离的膈神经盘绕在膈肌上,然后剪除胸骨柄,沿肋弓剪开腹部肌肉,并由两侧向背侧剪断横膈,即可取得膈神经-膈肌标本(图2-3-1)。

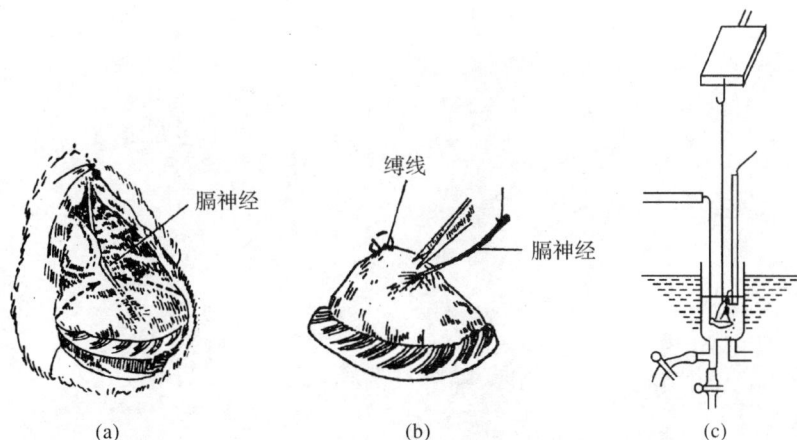

图 2-3-1　膈神经-膈肌标本制作及描记装置

立即将标本置于盛有37℃克氏液的培养皿中,细心修剪多余的肌肉,使膈肌呈扇形。膈肌的顶端扎一长线后,将肋弓夹于刺激固定板上,结扎神经的丝线穿入有刺激电极的玻璃毛细管中,最后把连有标本的刺激固定板插入标本浴管中(管中盛有25mL克氏液,37℃,通以

95％ O_2 和 5％ CO_2 混合气体)，并将标本肌肉的丝线连于换能器上，肌负荷约 1g，用记录仪描记收缩曲线。首先以超强刺激刺激神经(波宽 0.2～0.5ms，频率 10 次/min)，描记一段间接刺激正常曲线，再直接刺激肌肉，均记录 5 次收缩曲线。最后给一次强直刺激。在间接刺激下给药，至收缩幅度下降为正常的 1/2～2/3 时，观察直接刺激和强直刺激的反应。迅速转向间接刺激，至收缩幅度为原来的 1/3 时，加入胆碱酯酶抑制剂，观察膈肌收缩反应，出现明显作用后，转向直接刺激。洗涤，待收缩恢复正常后再试另一种药物。按上述操作步骤，给予以下药物：

1.甲基硫酸新斯的明对肌松药作用的影响操作步骤如下：

(1)加入 0.02％氯化筒箭毒碱溶液 0.25mL 接触标本，待做完直接和强直刺激后加入 0.1％甲基硫酸新斯的明溶液 0.25mL，观察结果，洗涤。

(2)加入 0.1％氯化琥珀胆碱溶液 0.25mL 接触标本，做完直接刺激和强直刺激后加入 0.1％甲基硫酸新斯的明溶液 0.25mL，观察结果，洗涤。

2.加入 1％盐酸利多卡因溶液 0.25mL，观察间接和直接刺激的结果。

【结果】 复制膈肌收缩曲线，标明药名及给药量，并对实验结果做简要解释。

【注意点】 分离膈神经要特别仔细，避免钳夹和过度牵拉，损伤神经。

【思考题】

1.简述新斯的明对筒箭毒碱和琥珀胆碱的不同影响，说明去极化型和非去极化型肌松药的作用机制。

2.比较利多卡因和筒箭毒碱的实验结果，推断两药的作用部位。

实验四　有机磷药物中毒及其解救

【目的】

1. 观察有机磷药物中毒的症状及阿托品、碘解磷定对其的解毒作用,初步分析两药的解毒原理。

2. 学习胆碱酯酶活力测定方法,观察中毒及解救后胆碱酯酶活力的变化。

【原理】 有机磷农药是一种不可逆性胆碱酯酶抑制药,而碘解磷定和阿托品可以缓解它所引起的中毒症状。

【器材】 兔固定盒,注射器(1mL、5mL),测瞳尺,干棉球,预先加草酸钾(或 2 滴 1％肝素)的试管,试管架,手术刀片,木夹。

【药物】 0.2％硫酸阿托品溶液,2.5％碘解磷定溶液,二甲苯(或酒精),5％精制敌百虫溶液。

【动物】 家兔 2 只。

【方法】

1. 取家兔 2 只,以 1、2 编号,称其体重,分别观察并记录下列指标:活动情况、呼吸情况(频率、幅度、节律是否均匀)、瞳孔大小、唾液分泌、大小便、肌张力及有无肌震颤等。

2. 将两兔分别固定于盒内,以蘸有二甲苯(或酒精)的棉球涂擦耳郭,使耳缘静脉扩张。当充血明显时,用手术刀片切割耳静脉(切口不要过大、过深),让血液自然流出,滴入预先装有少量草酸钾晶体(或 2 滴 1％肝素)的试管内(0.5～1.0mL),立即摇匀,供测定血液胆碱酯酶活力。切口用干棉球按压或夹上木夹止血。

3. 分别给两兔耳缘静脉注射敌百虫 75～100mg/kg(5％敌百虫溶液 0.5～2.0mL/kg)。按前述指标随时观察并记录中毒症状。待中毒症状明显时,再依上法采血供测中毒后胆碱酯酶活力。然后,立即给 1 号兔静脉注射硫酸阿托品 1～2mg/kg(0.2％硫酸阿托品溶液 0.5～1.0mL/kg);给 2 号兔静脉注射碘解磷定 50～100mg/kg(2.5％碘解磷定溶液 2.0～4.0mL/kg)。然后每隔 5min 观察并记录两兔的中毒症状有何变化,特别注意 1 号兔和 2 号兔的区别。待中毒症状明显减轻后,再次采血供测解救后胆碱酯酶活力。

4. 实验结束后,1、2 号兔应分别补注碘解磷定与硫酸阿托品。

【结果】 根据本实验的观察项目,列表记录 1 号、2 号两只家兔中毒前后和用不同药物解救后的症状及血液胆碱酯酶活力的改变(表 2-4-1)。

表 2-4-1　实验结果

兔号	体重(kg)	观察阶段	活动情况	呼吸情况	瞳孔大小	唾液分泌	大小便次数和性状	肌张力及肌震颤	血液胆碱酯酶活力
1		给药前							
		给敌百虫后							
		给阿托品后							
2		给药后							
		给敌百虫后							
		给碘解磷定后							

【注意点】

1. 敌百虫的精制,可利用其在沸水中溶解度增加,冷却后可析出晶体的性能来进行。取粗制敌百虫溶解于沸水中,保温过滤。将滤液冷却,滤取晶体,干燥后即得。

2. 有机磷农药为剧毒药,切勿污染,如手接触敌百虫后不能用碱性物清洗。

3. 本实验为分析阿托品和碘解磷定的解毒机制而设计。在临床上需将两药合用,才能获得较好的效果。为防止动物死亡,在实验结束时,应给兔分别补注碘解磷定与阿托品。

4. 可根据具体情况,只用 1 只家兔,在有明显的有机磷农药中毒症状后,先用阿托品解救(不能消除肌震颤症状),观察各项指标后,再注射碘解磷定,复测各项指标。

5. 敌百虫亦可改用腹腔注射给药,这样还能保存耳缘静脉以备抢救注药。如经 15～20min 尚未出现中毒症状,可追加 1/3 剂量。

【思考题】　根据本次实验结果,分析有机磷酸酯类的中毒机制,比较阿托品和碘解磷定的解救效果并掌握两药的作用原理。

附　全血胆碱酯酶活力的比色测定法(Hestrin 法)

【原理】　血液胆碱酯酶催化乙酰胆碱水解为胆碱和乙酸。在一定条件下,水解的乙酰胆碱量与酶的活力呈正比,故在反应体系中加入一定量的乙酰胆碱,经血液中的胆碱酯酶作用后,测定剩余乙酰胆碱量,便可得知已水解的乙酰胆碱量,从而测出胆碱酯酶的活力。

剩余乙酰胆碱量的测定,系利用乙酰胆碱与碱性羟胺生成异羟肟酸,后者在酸性条件下又与 Fe^{3+} 作用,生成红棕色的异羟肟酸铁络合物。其颜色深浅可以反映乙酰胆碱含量的多少,可通过测定其光密度推算。反应过程如下:

1. 盐酸羟胺和氢氧化钠作用释放出游离羟胺

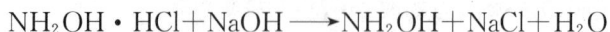

$$NH_2OH \cdot HCl + NaOH \longrightarrow NH_2OH + NaCl + H_2O$$

2. 剩余乙酰胆碱与游离羟胺作用,生成异羟肟酸和胆碱

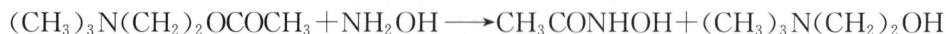

$$(CH_3)_3N(CH_2)_2OCOCH_3 + NH_2OH \longrightarrow CH_3CONHOH + (CH_3)_3N(CH_2)_2OH$$

3. 异羟肟酸在酸性环境中与三氧化铁生成红褐色的复合物

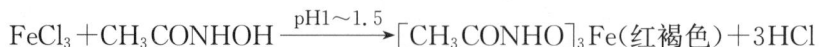

$$FeCl_3 + CH_3CONHOH \xrightarrow{pH1\sim1.5} [CH_3CONHO]_3Fe(红褐色) + 3HCl$$

【器材】　试管,试管架,吸管,恒温水浴槽,分光光度计,漏斗,滤纸。

【药物】

1.2/15mol/L 磷酸二氢钠溶液:称取 $NaH_2PO_4 \cdot 12H_2O$ 23.87g,用蒸馏水溶解,稀释至 500mL。

2.2/15mol/L 磷酸二氢钾溶液:称取 KH_2PO_4 9.08g,用蒸馏水溶解,稀释至 500mL。

3.0.001mol/L pH4.5 醋酸盐缓冲液:先由每升含冰醋酸 5.78mL 之水溶液 28mL 和每升含醋酸钠(不含结晶水)8.20g 之水溶液 22mL 混合,成为 0.1mol/L pH4.5 之醋酸盐缓冲液,临用前以蒸馏水稀释 100 倍。

4.pH7.2 磷酸盐缓冲液:取 2/15mol/L 磷酸二氢钠溶液 72mL,与 2/15mol/L 磷酸二氢钾溶液 28mL 混合即可。

5.0.07mol/L 乙酰胆碱底物储存液:快速称取氯乙酰胆碱 0.127g,溶于 0.001mol/L pH4.5 醋酸盐缓冲液 10mL 中。在冰箱中可保存 4 周。

6.0.07mol/L 乙酰胆碱底物应用液:临用前取 0.07mol/L 乙酰胆碱底物储存液,用 pH7.2 磷酸盐缓冲液稀释 10 倍。

7.碱性羟胺溶液:临用前取等量 14% 氢氧化钠溶液和 14% 盐酸羟胺溶液混合即可。

8.4mol/L 盐酸溶液:取密度为 $1.19 \times 10^3 kg/m^3$ 的盐酸 1 体积,加蒸馏水 2 体积,混匀即可。

9.10% 三氯化铁溶液:称取 $FeCl_3 \cdot 6H_2O$ 10g,用 0.1mol/L 盐酸溶解,使成 100mL。

【步骤】　按表 2-4-2 操作。每加一种试剂后均须充分摇匀,保温时间须严格控制。

表 2-4-2　比色测定法操作步骤

步骤	加入量(mL)		
	标准管	测定管	空白管
①pH7.2 磷酸盐缓冲液	1.0	1.0	1.0
②全血(混匀后)	0.1	0.1	0.1
③37℃水浴预热 3min			
④乙酰胆碱底物应用液		1.0	
⑤37℃水浴保温 20min			
⑥碱性羟胺溶液	4.0	4.0	4.0
⑦乙酰胆碱底物应用液	1.0		
⑧室温静置 2min			
⑨4mol/L 盐酸溶液	2.0	2.0	2.0
⑩10% 三氯化铁溶液	2.0	2.0	2.0
⑪乙酰胆碱底物应用液			1.0

⑫用滤纸过滤,选用 525nm 滤光板,比色于 15min 内完毕。以蒸馏水校正光密度到零点,读取各管光密度。

【计算公式】

$$\frac{(标准管光密度-空白管光密度)-(测定管光密度-空白管光密度)}{标准管光密度-空白管光密度}\times 70=胆碱酯酶活力(U/mL)$$

注:1个胆碱酯酶活力单位是指 1mL 血液在规定条件下,能水解 1μmol 乙酰胆碱活力。

因为上述操作步骤中每管加有 0.1mL 血液、7μmol 乙酰胆碱,故计算公式中要乘以 70(7×1.0/0.1)。

实验五　肌松药对家兔足趾运动的影响及新斯的明对其肌松作用的影响

【目的】

1.学习测试药物对骨骼肌收缩功能影响的一种简便方法。

2.观察、比较去极化型肌松药琥珀酰胆碱和非去极化型肌松药筒箭毒碱的肌松作用以及新斯的明对这两种肌松药肌松作用的影响。

【原理】　去极化型和非去极化型肌松药对足趾均有一定的作用,而新斯的明对这两种药又具有抑制作用。

【器材】　手术器械一套(大小剪刀、镊子及分离钳、家兔手术台),张力换能器,平衡记录仪,保护电极,电刺激装置,注射器(1mL、2mL),铁支架,人工呼吸机。

【药物】　3%戊巴比妥钠溶液,0.05%氯化筒箭毒碱溶液,0.03%氯化琥珀酰胆碱溶液,0.05%甲基硫酸新斯的明溶液,0.1%硫酸阿托品溶液。

【动物】　家兔1只。

【方法】

1.安装好张力换能器、平衡记录仪和电刺激装置。

2.取家兔1只,称重后腹腔注射3%戊巴比妥钠溶液30mg/kg。动物麻醉后,两前肢背位固定在手术台上,做好气管插管准备。任选家兔的一个后肢,在腘窝处剖露一段坐骨神经,将其剪断,防止施加电刺激时传向中枢。将连接在电刺激装置上的保护电极套在坐骨神经的残端上,调整刺激装置的刺激参数(频率0.1～0.3Hz、波宽0.3ms、电压超强程度),试对神经进行脉冲刺激。此时该后肢的足趾应出现节律收缩。在收缩运动最明显的足趾上系线,连接到张力换能器。适当调整记录仪的量程与走纸速度,记录给药前足趾的收缩曲线3～5min。

3.先静注硫酸阿托品溶液2mg/kg,以防止甲基硫酸新斯的明对心脏的抑制。然后静注氯化筒箭毒碱溶液0.15～0.2mg/kg,观察足趾收缩幅度的改变。如变化还不明显,可酌增注射量。待足趾收缩运动接近停止时,迅速静注甲基硫酸新斯的明溶液0.1～0.2mg/kg,观察出现何种变化。

4.当足趾收缩恢复后,由静脉注射氯化琥珀酰胆碱溶液1.2～2.4mg/kg,观察足趾收缩幅度的改变。待足趾收缩运动接近停止时,立即静注甲基硫酸新斯的明溶液0.1～0.2mg/kg,观察有无变化。

【结果】　复制家兔的足趾收缩曲线,标明动物的体重、麻醉方法、静脉注射药物及剂量,并分析实验结果。

【注意点】

1.实验过程中应密切注意呼吸状态,必要时进行人工呼吸。

2.新斯的明静注速度不宜过快。还可进行静脉插管给药,每次注射药物后,需立即注射生理盐水 0.5～1mL,以便将插管内积存的药液全部注入静脉中。

【思考题】 新斯的明对筒箭毒碱及琥珀酰胆碱的肌松作用各有何影响? 其机制如何?

实验六　传出神经系统药物对猫(或狗)血压的影响

【目的】　学习麻醉动物急性血压实验的装置和方法,观察传出神经药物对猫(或狗)血压的影响,加深对这些药物相互作用关系的理解。

【原理】　传出神经系统药物作用广泛,对心血管系统均有不同的作用,对血压的作用特别明显。

【器材】　手术器械一套(手术台、手术刀、手术剪、粗剪刀、止血钳),气管插管,动脉插管,动脉夹,静脉插管,压力及呼吸换能器,记录仪,滴定管,注射器,铁支架,螺旋夹,弹簧夹,棉绳,棉线,纱布。

【药物】　6%枸橼酸钠溶液(或肝素注射液),生理盐水,3%戊巴比妥钠溶液,0.002%盐酸肾上腺素溶液,0.003%重酒石酸去甲肾上腺素溶液,0.002%盐酸异丙肾上腺素溶液,0.2%盐酸麻黄碱溶液,0.001%氯乙酰胆碱溶液,0.1%氯乙酰胆碱溶液,0.01%硝酸毛果芸香碱溶液,0.2%水杨酸毒扁豆碱溶液,1%硫酸阿托品溶液,0.1%盐酸酚妥拉明溶液,0.1%盐酸普萘洛尔溶液。

【动物】　猫(或狗)1只。

【方法】

1.麻醉:取猫(或狗)1只,称重后腹腔注射戊巴比妥钠 30mg/kg,使之麻醉,背位固定于手术台上,打开台下的灯加以保温。

2.手术:剪去颈部的毛,正中切开颈部皮肤,分离气管。在气管上作一"T"形切口,插入气管插管,结扎固定。气管插管一端与呼吸换能器相连,记录呼吸情况。分离颈总动脉,插入与压力换能器相连的动脉插管,记录血压变化。

在任意侧的腹股沟部位,用手触得股动脉搏动处,剪去毛,纵切皮肤 3~4cm,分离出股静脉。在静脉下穿 2 根线,第一根结扎静脉的离心端,第二根以备结扎静脉插管。在第一根线结扎处的上方,将静脉剪一小口,插入与滴定管相连的静脉插管,结扎固定。从滴定管滴入生理盐水 2~3mL,检查静脉插管是否畅通,有无漏液(图 2-6-1)。

3.给药:先描记一段正常血压曲线,然后依次向与静脉插管相连的橡皮管内注入药物。每次给药后立即由滴定管放出生理盐水 2mL,将药物冲入静脉,观察所引起的血压变化。待血压恢复至原水平或平稳以后,再给下一药物。

(1)观察拟肾上腺素药对血压的影响:

①盐酸肾上腺素 $3\mu g/kg$(0.002%溶液 0.15mL/kg)。

②重酒石酸去甲肾上腺素 $6\mu g/kg$(0.003%溶液 0.2mL/kg)。

③盐酸异丙肾上腺素 $3\mu g/kg$(0.002%溶液 0.15mL/kg)。

④盐酸麻黄碱 0.3mg/kg(0.2%溶液 0.15mL/kg)。

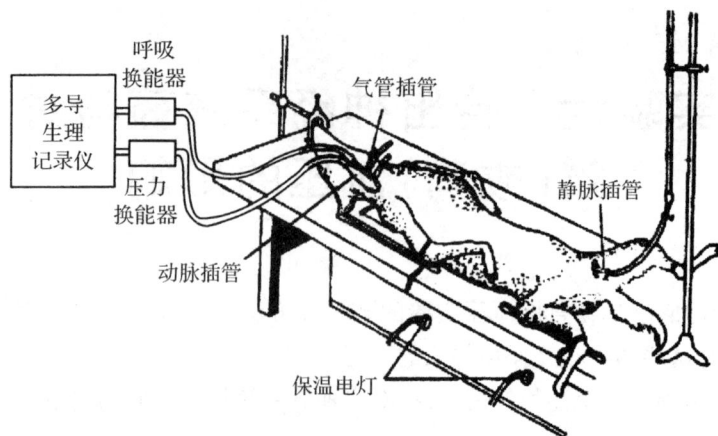

图 2-6-1　麻醉动物血压、呼吸记录装置

（2）观察拟胆碱药对血压的影响及 M 受体阻断药对拟胆碱药作用的影响：

①硝酸毛果芸香碱 $20\mu g/kg$（0.01％溶液 0.2mL/kg）。

②氯乙酰胆碱 $1\mu g/kg$（0.001％溶液 0.1mL/kg）。

③水杨酸毒扁豆碱 0.25mg/kg（0.1％溶液 0.25mL/kg）。3min 后再给下一药。

④氯乙酰胆碱，剂量为第②项之 1/2，试与第②项的结果作对比。

⑤硫酸阿托品 2mg/kg（1％溶液 0.2mL/kg）。3min 后再给下一药。

⑥氯乙酰胆碱，剂量同第②项。

⑦氯乙酰胆碱 1mg/kg［0.1％溶液 1mL/kg，即第②项用量之 1000 倍］。

（3）观察 α 和 β 受体阻断药对拟肾上腺素药作用的影响：

①盐酸肾上腺素 $3\mu g/kg$（0.002％溶液 0.15mL/kg）。

②盐酸酚妥拉明 1mg/kg（1％溶液 0.1mL/kg）。

③盐酸肾上腺素 $6\mu g/kg$［0.002％溶液 0.3mL/kg，即第①项用量之 2 倍］，试与第①项的结果作对比。

④盐酸普萘洛尔 0.5mg/kg（0.1％溶液 0.5mL/kg）。

⑤盐酸肾上腺素，剂量同第③项，其结果与第③项又有何差异？

【结果】　复制血压曲线，标明血压值、所给药物的名称和剂量。分析各药的相互作用，解释前后出现的血压变化原因。

【注意点】

1.本实验中给药顺序的安排虽皆有所依据，但亦可由指导教师酌情增删、调动。

2.本实验中药物的剂量皆按盐类计算，必要时可根据预试结果适当增减。拟肾上腺素药要快注，而 α 和 β 受体阻断药应慢注。

3.本实验亦可用家兔、大鼠进行。但家兔对药物的耐受性较差，且有些反应不很典型。

4.如以酚苄明（2mg/kg）代替酚妥拉明，能更好地看到肾上腺素升压作用之翻转，但酚苄明静注以后，须经 20～30min 才充分显效。

5.也可在实验中安装心电图机，同时描记心电图，以检测心率和心律的变化。

【思考题】

1.试讨论肾上腺素、去甲肾上腺素、异丙肾上腺素和麻黄碱对心血管系统作用的异同。

2.本实验中怎样验证乙酰胆碱的 M 样作用和 N 样作用?

3.本实验的结果能否充分证明毒扁豆碱对胆碱酯酶的抑制作用?

4.为什么本实验的结果可以说明肾上腺素既作用于 α 受体,又作用于 β 受体?

第三部分
中枢神经系统药物实验

实验一　苯巴比妥钠的抗惊厥作用

【目的】　观察苯巴比妥的抗惊厥作用,学习动物抗惊厥模型的制备方法。

【原理】　尼可刹米是直接兴奋呼吸中枢的中枢兴奋药,剂量过大可引起惊厥反应。惊厥是大脑神经元异常放电所致全身骨骼肌强烈的不随意收缩,呈强制性或痉挛性抽搐。较大剂量的苯巴比妥有抗惊厥作用,主要机制是增强 GABA 能神经的功能,降低惊厥发生率,限制病灶异常放电。

【器材】　鼠笼,天平,注射器(1mL),针头(5 号),大烧杯。

【药物】　0.5%苯巴比妥钠溶液,2.5%尼可刹米溶液,生理盐水。

【动物】　小鼠 4 只,雌雄不限,体重 18～22g。

【方法】

1.取小鼠 4 只,称重并标记,分成给药组、生理盐水对照组,观察小鼠活动状态。

2.给药:给药组 2 只小鼠腹腔注射 0.5%苯巴比妥钠溶液 0.5mg/10g(0.1mL/10g);对照组 2 只小鼠腹腔注射等量的生理盐水。10min 后,两组小鼠均皮下注射 2.5%尼可刹米溶液 0.2～0.3mL/10g。

3.观察用药后的反应:有无兴奋、惊厥(以后脚伸直为惊厥指标)和死亡。

【结果】　填入表 3-1-1 中。

表 3-1-1　实验结果

鼠号	体重(g)	药物	剂量(mL)	给药途径	中毒量尼可刹米反应		
					兴奋	惊厥	死亡
1 号		苯巴比妥钠		ip			
2 号		苯巴比妥钠		ip			
3 号		生理盐水		ip			
4 号		生理盐水		ip			

【注意点】　由于动物的个体差异,对出现惊厥较迟的小鼠,给予轻微的刺激可加速出现惊厥,但需保持刺激强度相等。

【思考题】　简述苯巴比妥钠的抗惊厥机制及主要用途。

实验二　地西泮抗士的宁惊厥的作用

【目的】　观察地西泮(安定)对士的宁中毒动物的解救作用。

【原理】　士的宁是脊髓抑制性神经元甘氨酸受体拮抗剂,对脊髓有选择性兴奋作用。大剂量士的宁可引起实验动物强直性惊厥。

【器材】　1mL 与 0.5mL 注射器,天平,鼠笼。

【药物】　0.1%～0.2%士的宁溶液,0.25%～0.5%地西泮溶液,生理盐水,苦味酸溶液。

【动物】　小鼠 2 只,雌雄不限,体重 18～22g。

【方法】

1.取小鼠 2 只,称重,标记。

2.2 只小鼠各腹腔注射 0.1%士的宁溶液 1.25mg/kg,其中一只小鼠接着腹腔注射 0.25%地西泮溶液 0.1～0.15mL/10g,另一只注射等量生理盐水。

3.观察两鼠的反应情况。

【结果】　填入表 3-2-1 中。

表 3-2-1　实验结果

动物号	体重(g)	药物	剂量(mL)	反应情况
1 号		0.1%士的宁溶液		
		0.25%地西泮溶液		
2 号		0.1%士的宁溶液		
		生理盐水		

【注意点】　在实验中应注意使用剂量的准确性。

【思考题】　地西泮解救士的宁所致惊厥的机制是什么?

实验三　药物的抗电惊厥作用

【目的】　观察苯妥英钠和苯巴比妥钠对电惊厥的保护作用。

【原理】　以一强电流刺激小鼠头颅可引起全身强直性惊厥,由药物预防强直性惊厥发生的程度可初步推测该药物有抗癫痫大发作的作用。

【器材】　YSD-4 型药理生理多用仪,1mL 注射器,天平,鼠笼。

【药物】　0.5％苯妥英钠溶液,0.5％苯巴比妥钠溶液,生理盐水,苦味酸溶液。

【动物】　小鼠,体重 18～22g,雌雄不限。

【方法】

1.将 YSD-4 型药理生理多用仪的后板开关拨向"电惊厥",刺激电钮旋至"单次",频率置于"8Hz",电压调节旋钮移至 80V 左右。然后将输出导线插入刺激输出插座。

2.将鱼嘴夹用生理盐水浸湿,一只夹在小鼠两耳尖部,另一只夹在下颌皮肤上,接通电源,按下"启动"电钮。

3.当小鼠出现强直惊厥(呈前肢屈曲,后腿伸直状态)时,立即松手使"启动"电钮复原,记录惊厥通电参数。如未能产生强直惊厥,可逐渐提高电压至 100V,并将频率由"8Hz"转至"4Hz",若仍无典型复原,则应弃去不用。

4.用上法选取小鼠 3 只,分别于腹腔注射 0.5％苯妥英钠溶液 0.15mL/10g,0.5％苯巴比妥钠溶液 0.15mL/10g 及等量生理盐水。

5.30min 后观察各鼠活动情况,再以各鼠的原惊厥阈值给予刺激,观察并记录各鼠是否出现挣扎反应或强直惊厥。

【结果】　收集全实验室数据填入表 3-3-1 中,并进行统计学处理。

表 3-3-1　实验结果

鼠号	体重(g)	药物及剂量	通电参数		通电时反应	
			频率(Hz)	电压(V)	给药前	给药后
1 号						
2 号						
3 号						

【注意点】

1.引起惊厥的刺激电流参数可因动物个体不同而出现差异,须通过试验测得,不宜过大,以免引起死亡。

2.夹住两鼠耳的鱼嘴夹严防短路,以免引起刺激器的损伤。

3.动物惊厥可分五个时期:潜伏期、僵直屈曲期、后肢伸直期、阵挛期及恢复期。

4.切勿将后面的开关拨向"恒温"。

【评价】 惊厥是由中枢神经系统过度兴奋引起的骨骼肌不自主和不协调的抽搐。用电刺激或声刺激等引起的实验性惊厥来筛选抗癫痫药。广泛应用的电惊厥法有最大电休克发作和精神运动性发作两种方法。前者被认为是很好的癫痫大发作实验模型,主要用来筛选抗大发作药物。

【思考题】 试从给药后动物活动改变情况及电刺激后的反应,比较苯巴比妥钠与苯妥英钠作用的异同。

实验四　氯丙嗪的安定作用

【目的】　观察氯丙嗪对小鼠激怒反应的影响。

【原理】　小鼠足部持续受到一强电刺激后可出现激怒行为,即逃避、撕叫、格斗、互咬。用抗精神病药后可抑制此种激怒状态。

【器材】　药理生理多用仪附激怒刺激盒,注射器,针头,天平。

【药物】　0.1%盐酸氯丙嗪溶液,生理盐水。

【动物】　小鼠4只,雄性,体重20~24g,异笼饲养。

【方法】

1. 调节刺激器,刺激参数为:工作状态:激怒;输出电压:最小;刺激方式:陆续;时间:1s;频率:8Hz。

2. 把交流电压输出线插入后面板的"交流饲养输出"插座中,另一端的三个鱼嘴夹分别夹在附件盒的红、黑接线柱上。

3. 选择激怒的小鼠:放2只雄性异笼小鼠于附件盒内。接通电源,调节交流电压输出强度,逐渐由小增大,直至小鼠出现激怒反应为止(激怒反应指标:两鼠竖立,对峙,互咬)。如小鼠不互相撕咬,则弃去。选2对有明显激怒反应的小鼠,记录阈电压。

4. 一对小鼠腹腔注射0.1%盐酸氯丙嗪溶液0.15mg/10g,另一对小鼠腹腔注射生理盐水0.15mL/10g。

5. 给药后20min,分别再以给药前的阈电压进行刺激,观察两对小鼠给药前后的反应差异。

【结果】　填入表3-4-1中。

表3-4-1　氯丙嗪对小鼠激怒反应的影响

反应	氯丙嗪组		对照组	
	给药前	给药后	给药前	给药后
激怒阈值电压				
潜伏期				

【注意点】

1. 在3min内每对鼠典型格斗不少于3次者选做实验。给药后以原刺激参数刺激,典型格斗少于3次者称抑制。

2. 刺激盒应保持干燥,随时擦净小鼠尿液和粪便,以免引起短路,影响正常电压输出。

3. 出现典型格斗反应后应立即关闭电源。取出刺激盒中的小鼠时应仔细检查有无电压输出,以免发生意外。

【评价】 由于抗精神病药作用于脑内多巴胺能神经系统,因此出现许多与多巴胺能神经系统有关的行为反应,如僵直、抗呕吐反应、抗无水吗啡等作用。这些反应虽然是抗精神病药的副作用或次要作用,但是许多实验证明它们与治疗作用有一定的平行关系。

【思考题】 试从上述结果讨论氯丙嗪的安定作用特点与用途。

实验五　氯丙嗪的降温作用

【目的】　观察氯丙嗪对正常家兔体温的影响。

【原理】　氯丙嗪对下丘脑体温调节中枢有很强的抑制作用,并干扰恒温控制功能,使体温随环境温度的变化而变化,不仅使发热机体降温,还影响正常体温。

【器材】　体温计,天平,注射器(5mL),针头(6号),兔解剖台,冰袋,液体石蜡。

【药物】　1‰氯丙嗪溶液,生理盐水,1.5%阿司匹林溶液。

【动物】　家兔4只。

【方法】

1.取家兔4只,分别称重、标记,观察活动情况,测量正常肛门温度,每只测2次,取平均值,并记录之。

测量方法:将家兔放于试验台上,用左肘关节(兔头位于肘关节后方)夹于腋下,左手抬起兔尾暴露肛门,右手持体温计蘸少许液体石蜡,缓慢插入肛门5cm处,放置3~5min后取出并记录体温。

2.给药:1号与2号家兔分别肌注1‰氯丙嗪溶液10mg/kg,3号和4号家兔分别肌注生理盐水1mL/kg,记录给药时间。

3.将1号与3号家兔俯卧位固定于兔解剖台上,腹股沟及腋下放冰袋;2号与4号家兔置于室温下。分别于给药后20min、40min和60min各测肛温2次,取平均值并记录。同时观察家兔的精神状态及活动情况。

【结果】　填入表3-5-1中。

表 3-5-1　实验结果

兔号	体重 (kg)	药物及给药量	环境温度 (℃)	肛温(℃)				最大温差 (℃)	精神状态
				给药前	给药后				
					20min	40min	60min		
1号									
2号									
3号									
4号									

【注意点】

1.每次测体温前,必须将水银柱甩到35℃以下,并涂以少许液体石蜡。

2.插入深度和时间要始终保持一致,以免造成误差。

3.实验室温度要保持恒定,成年家兔体温生理值38.5~39.6℃。

【思考题】　简述氯丙嗪的降温作用机制、特点及临床意义。

实验六　化学刺激实验法

【目的】　观察哌替啶与阿司匹林对化学物质刺激致痛的影响。

【原理】　腹膜有广泛的感觉神经分布,把醋酸等化学刺激物注入腹腔,可使小鼠很快产生疼痛反应,表现为腹部两侧内陷、腹壁下贴、臀部高抬、躯体扭曲或后肢伸展,统称扭体反应。吗啡等药物可明显抑制扭体反应的发生,从而证明其镇痛作用。

【器材】　天平,小鼠笼,1mL 注射器,5 号针头。

【药物】　0.2%哌替啶溶液,0.4%阿司匹林悬液,0.7%醋酸溶液(或 0.05%酒石酸锑钾溶液),生理盐水。

【动物】　小鼠 9 只,体重 18～22g。

【方法】

1.取小鼠 9 只,分成甲、乙、丙 3 组,每组 3 只,标记,称重。

2.观察小鼠正常活动。

3.给药:甲组腹腔注射 0.2%哌替啶溶液(1mL/10g),乙组 0.4%阿司匹林悬液灌胃(0.15mL/10g),丙组腹腔注射等量生理盐水,记录给药时间。

4.给药后 30min,各组小鼠均腹腔注射 0.7%醋酸溶液(或 0.05%酒石酸锑钾溶液)0.1mL/10g,观察 15min 内各组出现扭体反应的动物数。

【结果】

1.综合全实验室结果填入表 3-6-1 中。

表 3-6-1　实验结果

组别	药物	鼠数	扭体反应数	无扭体反应数	镇痛百分率
甲	哌替啶				
乙	阿司匹林				
丙	生理盐水				

2.计算镇痛百分率(P)

$$P = \frac{给药组无扭体反应的动物数 - 生理盐水组无扭体反应的动物数}{生理盐水组扭体反应的动物数} \times 100\%$$

【注意点】

1.醋酸溶液宜新鲜配制,也可用新配制的 0.05%酒石酸锑钾溶液。

2.室温不能低于 10℃,否则不易发生扭体反应。

3.给药组扭体发生率比对照组降低 50%以上才能认为有镇痛作用。

4.小鼠体重轻,扭体反应发生率低。

【思考题】　试述哌替啶和阿司匹林作用的异同。

实验七　热板法

【目的】　掌握热板法筛选镇痛药物并比较药物镇痛效价的方法。

【原理】　小鼠的足底无毛,皮肤裸露,在温度为(55±0.5)℃的金属板上产生疼痛反应,表现为舔后足、踢后腿等现象。吗啡等药物可提高痛阈,推迟小鼠疼痛出现时间。

【器材】　恒温水浴箱,热板槽,大烧杯(250～500mL)2个,天平,鼠笼2个,注射器3个(1mL、2mL),秒表1个。

【药物】　0.2%哌替啶溶液,4%阿司匹林溶液,生理盐水,30g/L苦味酸溶液。

【动物】　小鼠9只,雌性,体重18～22g。

【方法】

1.将恒温水浴箱内加水至没过烧杯底部1cm,调节水温至(55±0.5)℃。

2.筛选并测定正常痛阈:将小鼠放入烧杯内立即用秒表记录时间,密切观察小鼠反应,以舔后足为痛觉指标。记录痛阈时间值(从小鼠放入热板烧杯内到出现舔后足)。每只小鼠测痛阈2次(间隔3min),取其均值为正常痛阈(药前痛阈)。凡在30s内不舔后足或痛阈小于10s者弃去。每实验小组筛选合格小鼠9只,并用苦味酸标记编号。

3.分组:将9只小鼠随机分为甲、乙、丙3组。

4.给药:各组动物注射下列药品0.1mL/kg,并记录给药时间。

　　甲组:0.2%哌替啶溶液

　　乙组:4%阿司匹林溶液

　　丙组:生理盐水

5.测痛阈变化值:给药后15min、30min、45min各测痛阈1次,对60s内不舔足的小鼠应立即取出来,痛阈值按60s计算。

【结果】

1.综合全实验室数据,计算出各组痛阈的平均值(X)填入表3-7-1中。

表3-7-1　实验结果

组别	动物数	给药前痛阈值	给药后15min痛阈值	给药后30min痛阈值	给药后45min痛阈值
哌替啶					
阿司匹林					
生理盐水					

2.计算各组动物用药后15min、30min、45min时的痛阈提高百分率(P)

$$P = \frac{给药后痛阈值均数 - 给药前痛阈值均数}{给药前痛阈值均数} \times 100\%$$

3.以时间为横坐标,痛阈提高百分率为纵坐标,绘制各组的时-效曲线。

【注意点】

1.本实验应选用雌性小鼠,因为雄性小鼠遇热时阴囊会松弛下垂,与热板接触影响实验结果。

2.室温应控制在 13～18℃,此温度小鼠对痛反应较稳定。

3.正常痛阈大于 30s、小于 10s 以及喜跳跃的小鼠均应弃去。

4.测痛阈时若 60s 仍无反应,应立即取出小鼠,以免烫伤小鼠足趾,其痛阈值按 60s 计。

【评价】

1.筛选镇痛药物的常用致痛方法,概括起来有物理性(热、电、机械)和化学性刺激法。这些方法各有优缺点,其中以热、电刺激及钾离子皮下透入致痛法使用较多。常用动物有小鼠、大鼠、豚鼠、家兔及狗等。动物实验中常用的痛反应指标为嘶叫、舔足、甩尾、挣扎及皮肤、肌肉抽搐等。

2.热板法装置简单,指标明确,对组织损伤小,动物可反复利用,并且痛反应潜伏期较长,便于观察及测出药物之间的较小差异,有利于比较药物镇痛作用的强弱、快慢及持续时间,故为目前常用的方法之一。

3.由于不同方法致痛原因各异,其适用范围亦不同。机械刺激法与电刺激法适用于筛选麻醉性镇痛药,而不适用于筛选解热镇痛药。热刺激法主要也用于筛选麻醉性镇痛药。化学刺激法比较适用于筛选解热镇痛药的镇痛作用。

【思考题】 哌替啶与阿司匹林的镇痛作用有何区别?用药时应注意哪些问题?

实验八　巴比妥类药物作用的比较

【目的】　比较几种巴比妥类药物的作用强度、潜伏期和药效持续时间。

【原理】　巴比妥类药物为巴比妥酸衍生物，是弱酸性药物，口服吸收迅速完全，各药进入脑组织的速度与药物的脂溶性成正比。

【器材】　1mL 注射器，天平，秒表。

【药物】　0.2％硫喷妥钠溶液，0.2％戊巴比妥钠溶液，0.6％苯巴比妥钠溶液，苦味酸溶液。

【动物】　小鼠 3 只，体重 18～22g，雌雄不限。

【方法】

1. 取小鼠 3 只，标记，称重，观察其正常活动和翻正反射情况。

2. 给药：各小鼠分别腹腔注射下列药物：

　　　甲鼠：0.6％苯巴比妥钠溶液（0.25mL/10g）

　　　乙鼠：0.2％戊巴比妥钠溶液（0.25mL/10g）

　　　丙鼠：0.2％硫喷妥钠溶液（0.25mL/10g）

3. 观察各鼠用药后的行为活动有何改变，翻正反射是否消失。记录翻正反射的消失时间及恢复时间。

【结果】　填入表 3-8-1 中。

表 3-8-1　实验结果

鼠号	体重 (g)	药物及剂量 (mL/10g)	行为活动变化	翻正反射		作用特点
				消失时间(s)	恢复时间(s)	
1 号						
2 号						
3 号						

【注意点】

1. 进行本实验时环境必须保持安静。

2. 翻正反射消失是指：将小鼠轻轻置仰卧位，如果松手后仍能保持仰卧状态，即为翻正反射消失。

3. 小鼠翻正反射消失后应保持环境温度。

【思考题】　简述上述各种巴比妥类药物作用强度、快慢及作用时间的差异及其原因。

实验九　药物对动物自发活动的影响

【目的】　观察地西泮(安定)对小鼠自发活动的影响,学习镇静催眠药的筛选方法。

【原理】　自发活动是动物的生理特征,自发活动的多少常常表明其中枢兴奋或抑制作用状态。镇静催眠药等中枢抑制药均可明显减少小鼠的自发活动。自发活动减少的程度与中枢抑制药的作用强弱成正比。

【器材】　药理生理多用仪,自发活动记录装置,注射器,鼠笼,天平。

【药物】　0.05%地西泮溶液,生理盐水,苦味酸溶液。

【动物】　小鼠 3～4 只,体重 18～22g,同一性别。

【方法】

1.将药理生理多用仪与自发活动记录装置相连,注意将多用仪后面板地线与自发活动记录装置的黑色接线柱相连。

2.取活动度相近的小鼠 2 只,标记,称重。

3.取 1 号小鼠置于自发活动记录装置盒内,使其适应环境约 5min。然后开始计算时间,观察并记录 5min 后数码管上显示的数字,作为给药前的对照值。给小鼠腹腔注射 0.05% 地西泮溶液 0.1mg/10g。给药后将小鼠放回盒内,每隔 5min 记录活动量 1 次,连续观察至 25min。

4.取 2 号小鼠按上法测试 5min 内的自发活动次数,然后腹腔注射生理盐水 0.2mL/10g,同样观察、记录 25min 内的活动情况,与 1 号小鼠作比较。

【结果】　填入表 3-9-1 中。

表 3-9-1　实验结果

鼠号	体重(g)	药物及剂量 (mg/10g)	5min 内活动计数				
			给药前	给药后时间(min)			
				5	10	15	25
1 号							
2 号							

【注意点】

1.要求实验环境安静,有条件的话可在隔音室内进行。

2.动物活动与饮食条件、昼夜及生活环境等有密切关系,观察自发活动最好多方面条件相近。

3.动物宜事先禁食12h,以增加觅食活动。

【评价】　镇静药和安定药的作用,常以动物自发活动减少程度来衡量。常用的方法是将小鼠置于特制笼内,以抖动、遮光等方法记录其活动量,比较给药前后的变化。但动物自发活动易受环境因素的影响,变化较大,因而须严格地对照观察。

【思考题】　用本方法测定小鼠自发活动应注意哪些问题? 适用于哪几类药物?

实验十　尼可刹米对抗吗啡抑制呼吸作用

【目的】　观察尼可刹米对吗啡引起的呼吸抑制的解救作用。

【原理】　尼可刹米具有扩张平滑肌的作用,它可以调节呼吸,具有抗呼吸抑制的作用。

【器材】　兔固定箱,婴儿秤,兔鼻插管,橡皮管,呼吸换能器,生理记录仪,胶布。

【药物】　1%吗啡溶液,2.5%尼可刹米溶液。

【动物】　家兔(1.5kg 以上)。

【方法】　取 1.5kg 以上家兔 1 只,称重后置于固定箱内固定,将连有橡皮管的鼻插管涂抹润滑油(液体石蜡等)插入家兔的一侧鼻孔内,用胶布固定,橡皮管另一端通过呼吸换能器连接生理记录仪,稳定 15～30min 后记录一段正常呼吸曲线,再由耳缘静脉缓慢注射 1%吗啡溶液 0.5～1.0mL/kg(5～10mg/kg),继续记录呼吸曲线,待呼吸抑制明显后,再由耳缘静脉缓慢注射 2.5%尼可刹米溶液 2mL/kg(50mg/kg),记录呼吸曲线的变化情况。

【结果】　填入表 3-10-1 中。

表 3-10-1　实验结果

动物	体重(kg)	记录项目	正常状态	给吗啡后(iv)	给尼可刹米后(iv)
		呼吸幅度(mm)			
		呼吸频率(次/min)			

【注意点】

1. 注射速度应缓慢,以控制其出现潮式呼吸为止。如上述剂量不足可适当增加。

2. 注射尼可刹米时同样不易过快,否则易引起惊厥。

【思考题】　尼可刹米的作用有哪些,其机制是什么?

第四部分
内脏系统药物实验

实验一　硝普钠对大鼠血压的影响

【目的】

1. 掌握用大鼠测压仪间接测定血压的方法。

2. 观察硝普钠的降血压作用。

【原理】　本实验采用大鼠测压仪来间接测定血压,以光电法观察鼠足血管容积的变化。在大鼠踝部上方放一加压袖,当加压袖中的压力等于收缩压时,动脉血流入足部,足血管容积变化,影响到光量的多少,通过光电效应,可间接测量收缩压的大小。

【器材】　大鼠测压仪,大鼠固定筒。

【药物】　硝普钠注射剂,生理盐水。

【动物】　200g 左右的大鼠 6 只。

【方法】

1. 测量大鼠的正常血压:取 200g 左右的大鼠 6 只,随机分为 2 组,即生理盐水组和给药组,用大鼠测压仪测定正常血压值,连测 3 次并记录。

2. 给药:测定正常血压后,大鼠腹腔注射硝普钠注射剂 300μg/100g(体重),然后用大鼠测压仪测定血压,连测 3 次;生理盐水对照组给予同体积的生理盐水,并测定血压 3 次作对照。

【结果】　填入表 4-1-1 中。

表 4-4-1　实验结果

组别	动物数	剂量	血压		
			给药前平均	给药后平均	给药前后差值
生理盐水	3	—			
硝普钠	3	300μg/100g			

【注意点】

1. 测压时要注意保持环境安静。

2. 实验全过程最好由一人进行测量,以减少误差。

【思考题】

1. 硝普钠降血压的机制是什么?

2. 间接测压法的测压原理是什么?

实验二 强心苷对离体蟾蜍心脏的作用

【目的】
1. 观察强心苷对离体蟾蜍心脏的作用。
2. 掌握离体蟾蜍心脏的实验方法。

【原理】 蛙类的心脏在离体情况下仍可有节奏地搏动很久,因此常用来研究药物对心脏的作用、心脏的生理功能等。强心苷是一类选择性作用于心脏的药物,具有正性肌力作用及负性频率作用。本实验观察强心苷对蟾蜍离体心脏的这些药理作用。将蟾蜍或青蛙的心脏离体后,把含有任氏液的蛙心套管插入心室,用这种人工灌流的方法保持心脏新陈代谢的顺利进行,以维持蛙心有节律地收缩和舒张。通过 Medlab 生物信号采集分析系统记录心脏搏动情况。

【器材】 探针,图钉,蛙板,小镊子,眼科小剪刀,大剪刀,1mL 注射器,小烧杯,滴管,试管架,蛙心夹,双凹夹,蛙心套管,吸管、长柄木夹,干棉球,线,肌力换能器,Medlab 生物信号采集分析系统。

【药物】 去乙酰毛花苷注射液(0.4mg/2mL),任氏液,低钙任氏液(无水 $CaCl_2$ 为原量的 1/4)。

【动物】 蟾蜍或青蛙。

【方法】 取健康蟾蜍或青蛙 1 只,使其头朝下,从枕骨大孔将探针插入,并向前进入颅腔,左右摆动破坏脑组织后,再将探针向后左右摆动用以破坏脊髓,随即动物全身软瘫。用图钉将蟾蜍背位固定于蛙板上,逐层剪去皮肤及胸骨,使心脏暴露,用小镊子小心提起心包膜,用眼科小剪刀将其剪开。于主动脉干分支处下穿一线,打一松结备用,然后在主动脉左侧分支上剪一"V"形切口,将盛有少量任氏液的蛙心套管从该切口插入主动脉,当套管达到主动脉球后,即转向左后方,同时左手用小镊子轻轻将动脉球向套管移动的相反方向提起,右手小指或无名指轻推心室,使套管进入心室。若见到血液随心室搏动而冲入套管,表明套管进入心室,将主动脉上备用的松结扎紧,并固定于套管的玻璃小钩上,以免心脏向下脱出。用吸管吸去套管内的血液,换以新鲜任氏液,而后将左右两根主动脉剪断,用吸管吸去套管内的剩余血液,并以任氏液连续换洗至溶液无色为止,套管内保持 2mL 的任氏液。

将蛙心套管固定在试管架上,用一蛙心夹轻轻夹住心尖,通过肌力换能器输入 Medlab 生物信号采集分析系统,稳定一段时间后,先记录一段正常心搏曲线,然后依次换加下列药液,每加一种药液后,密切注意心脏收缩幅度、心率、房室收缩的一致性等方面的变化。

(1)换加低钙任氏液。

(2)当心脏收缩显著减弱时,向套管内加入去乙酰毛花苷注射液 2~3 滴。

(3)当收缩稳定后,再加入去乙酰毛花苷注射液 0.1~0.2mL。

【结果】 打印心脏的收缩曲线,图下注明加药、换液、心率(次/min)等参数。

【注意点】

1.心脏暴露时开胸不可太大,以免腹部内脏翻出。

2.蛙心套管一定要插入心室。插套管时切忌用力过大和插入过深,以免损伤心室肌。

3.扎静脉时,尽可能远离静脉窦(因该处是心脏起搏点所在)。

4.加液时注意切勿使空气进入心脏。给药时应逐滴增加,给完药后用吸管混匀。

5.实验以青蛙心脏为好,因蟾蜍皮下腺体中含有强心苷样物质,其心脏对强心苷较不敏感。

6.药品最好用洋地黄或黄花夹竹桃粗制剂。

7.实验最好在 20℃左右的室温下进行,因为温度太低影响实验结果。

【思考题】　由实验结果分析讨论强心苷对心脏的药理作用。

实验三　强心苷对豚鼠心电图的影响

【目的】

1. 学习心电图描记方法。

2. 观察强心苷对豚鼠心电图的影响。

【原理】　治疗量的强心苷可引起心电图改变,具有使 T 波幅度变小甚至倒置、ST 段降低呈鱼钩状、PR 间期延长、QT 间期缩短及 PP 间距加大的作用。当给予强心苷的剂量过高时,导致强心苷中毒,可出现各种心律失常的心电图变化。本实验观察强心苷对豚鼠心电图的这些影响。

【器材】　心电图机,大鼠手术台,手术刀,眼科小剪刀,镊子,止血钳,静脉套管,铁架,滴定管,10mL 注射器,棉线,针形记录电极。

【药物】　0.2g/mL 乌拉坦溶液,0.02mg/mL 去乙酰毛花苷注射液。

【动物】　豚鼠。

【方法】　取体重 300～400g 的豚鼠 1 只(若雌性应无孕),称重后腹腔注射 0.2g/mL 乌拉坦溶液 1g/kg(即 5mL/kg)麻醉,仰卧固定于大鼠手术台上。用手术刀切开颈部皮肤,钝性剥离外侧颈静脉,插入与滴定管相连的静脉套管,用线结扎固定,以备滴注药液。向豚鼠四肢安插针形记录电极,按红—右前肢、黄—左前肢、蓝(绿)—左后肢、黑—右后肢的规则将导联线上的针形记录电极(亦可用注射针头或针灸针)刺入动物的四肢皮下,选用标准Ⅱ导联、标准电压 1mV＝10mm(振幅)、纸速 50mm/s。先描记一段正常心电图,然后按 1mL/min 的速度连续滴注 0.02mg/mL 去乙酰毛花苷注射液,连续记录心电图,直至心脏停搏,记录输入药液的总量,计算出致动物死亡所需的药量(mg/kg)。一般输入药液后可先后见到心电图 ST 段降低,呈鱼钩状,T 波倒置或双相,PR 间期延长,PP 间距增大、传导阻滞,最后出现室性心律失常,呈二联律,直至心室纤颤、停搏而死亡。

【结果】　描绘或粘贴心电图的变化并注明用药量,观察给药后心电图变化的时间,填入表 4-3-1 中。

表 4-3-1　实验观察结果

药物	不同用药量时的心电图	心电图变化的时间
去乙酰毛花苷		

【注意点】　猫对强心苷较敏感,且心率较慢,心电图的波形容易辨认。家兔和大鼠对强心苷敏感性较差,不宜采用。

【思考题】

1. 静脉输入由小到大剂量的强心苷后,解释所出现的各种心电图变化的意义及原因。

2. 使用强心苷类药物时为何有时需做心电图检查?

实验四　硝酸甘油对垂体后叶素致豚鼠心肌缺血心电图的影响

【目的】　观察硝酸甘油对抗垂体后叶素引起的急性心肌缺血的作用。

【原理】　垂体后叶素可使包括冠状血管在内的全身血管收缩。利用垂体后叶素的这一作用,静脉注射后使动物产生急性心肌缺血状态。而硝酸甘油可通过松弛平滑肌来扩张血管,改善缺血区心肌的血液供应。以心电图 ST 段及 T 波产生的变化为指标,本实验观察硝酸甘油的抗心肌缺血作用。

【器材】　心电图机,大鼠手术台,手术刀,眼科小剪刀,镊子,止血钳,静脉套管,铁架,滴定管,10mL 注射器,棉线,针形记录电极。

【药物】　0.2g/mL 乌拉坦溶液,生理盐水,0.2g/L 硝酸甘油注射液。

【动物】　豚鼠。

【方法】

1.动物的筛选:取体重 300~400g 的豚鼠 2 只(若雌性应无孕),随机分为两组,称重后腹腔注射 0.2g/mL 乌拉坦溶液 1g/kg(即 5mL/kg)麻醉,仰卧固定于大鼠手术台上。用手术刀切开颈部皮肤,钝性剥离外侧颈静脉,插入与恒流泵相连的静脉套管,用线结扎固定,以备滴注药液,调节滴注速度为 0.02mL/min,向静脉内匀速注入生理盐水。向豚鼠四肢安插针形记录电极,按红—右前肢、黄—左前肢、蓝(绿)—左后肢、黑—右后肢的规则将导联线上的针形记录电极(亦可用注射针头或针灸针)刺入动物的四肢皮下,选用标准Ⅱ导联、标准电压 1mV＝10mm(振幅)、纸速 50mm/s。先描记一段正常心电图,而后分别由注射器向静脉套管前端注入垂体后叶素 0.5mL/kg(体重),立即调节恒流泵的推注速度为 0.6mL/min。1min 后改为 0.02mL/min 的推注速度,同时,连续描记 1、2、5、10、30 和 60min 时的心电图,如豚鼠心电图 ST 段和 T 波未出现缺血性改变,即淘汰此鼠。

2.硝酸甘油作用的观察:心电图恢复正常后,实验组向静脉套管前端按 2mL/kg(体重)注入硝酸甘油,调节恒流泵,使推注速度为 0.6mL/min。1~2min 后,推注速度改变为 0.02mL/min。给药后 5min,按上述方法,同等剂量,重复给予垂体后叶素,并记录心电图。对照组注入同容量的生理盐水,实验方法同实验组。剪下心电图纸,测量并比较给药前后及两组间给药后心电图 S-T 段和 T 波的变化。

【结果】　填入表 4-4-1 中。

表 4-4-1　实验结果

组别	ST 段(mV)		T 段(mV)	
	给药前	给药后	给药前	给药后
生理盐水				
硝酸甘油				

【注意点】

1.心电图的缺血性变化多发生在注射垂体后叶素后15min内。

2.给予垂体后叶素的剂量可根据其效价进行调整。

3.如应用垂体后叶素剂量不大,动物可迅速恢复正常,故可反复在同一动物上进行多次实验。

【思考题】

1.硝酸甘油对抗心绞痛的作用及机制是什么?本实验结果说明什么?

2.硝酸甘油对抗垂体后叶素所致急性心肌缺血的机制是什么?

实验五 硝酸甘油对大鼠心肌梗死范围的影响

【目的】

1. 观察硝酸甘油改善大鼠心肌缺血的作用。

2. 掌握研究大鼠心肌缺血的实验方法。

【原理】 心绞痛的发作是由心肌供氧和耗氧之间的平衡严重失调,缺血、缺氧的代谢产物在心肌局部堆积,刺激交感神经传入中枢神经后引起。而硝酸甘油具有降低心肌耗氧量,改善缺血区心肌的血液供应,从而对缺血心肌具有改善作用。本实验采用结扎大鼠冠状动脉造成心肌梗死模型,利用硝基四氮唑蓝(N-BT)染色,观察硝酸甘油对大鼠心肌梗死范围的改善作用。正常心肌细胞内有内源性底物——辅酶酸脱氨酶,可还原 N-BT 成暗蓝色,而缺血坏死心肌细胞缺少上述物质而色浅或不着色,故可判断心肌缺血梗死范围的大小。

【器材】 大鼠手术台,手术剪,眼科镊,眼科剪,手术刀,开胸器,电烧灼器,二导生理记录仪等。

【药物】 0.2g/L 硝酸甘油注射液;硝基四氮唑蓝(N-BT)溶于磷酸缓冲液中(pH7.4),配成 0.5%新鲜 N-BT 溶液备用;5%戊巴比妥钠溶液。

【动物】 大鼠。

【方法】 取体重为 220~280g 的雄性大鼠 2 只,随机分为 2 组。每只大鼠均腹腔注射 40mg/kg(体重)戊巴比妥钠溶液进行麻醉,背位固定于大鼠手术台上,于胸骨正中用手术刀划开皮肤,然后以电烧灼器沿胸骨正中向左剥离肌肉层,暴露肋骨后,将第三、第四肋骨的肋间血管结扎,贴胸骨左缘剪断肋骨,以小型开胸器扩开切口暴露心脏,用眼科镊轻轻提起心包,小心用眼科剪剪开心包膜,在距左冠状动脉 2~3cm 处以丝线结扎冠脉前降支,此时可见心脏收缩减弱,闭合冠脉所支配的区域变暗紫色,膨出,后闭合胸腔。结扎冠脉后给药组立即股静脉注射硝酸甘油注射液 2.5mL/kg(体重),生理盐水组立即注射生理盐水2.5mL/kg(体重)(事先剥离一侧股静脉备给药用,或舌下静脉给药,并事先将鼠四肢扎入针状电板),描记结扎前、结扎后、给药后Ⅱ导联心电图。分别记录结扎后 1min、15min、30min 的 ST 段变化。术后 6h 开胸,剪取心脏,冰冻 2h,去除左右心房,称心室重量,后将心室肌自心尖向心基底平行切成 0.1cm 厚的切片,放入 N-BT 染色液中,37℃恒温水浴染色 15min,正常心肌显暗蓝色,梗死心肌不着色,计算梗死区占全心脏面积的百分率。

【结果】 填入表 4-5-1 中。

表 4-5-1 实验结果

组别	例数	ST 段(mV)			心肌梗死面积	
		1min	15min	30min	mm²	梗死区面积占全心脏面积的百分率(%)
生理盐水						
硝酸甘油						

【注意点】

1.恒温时间须保持稳定一致。

2.心脏冠脉前降支结扎部位和结扎紧度须一致。

3.心室肌切片厚度须均匀一致。

【思考题】 硝酸甘油增加心肌供氧量,使心肌缺血区缺血面积缩小的机制是什么?

实验六　普萘洛尔抗乌头碱致大鼠心律失常的影响

【目的】
1. 学习乌头碱诱发大鼠心律失常的实验方法。
2. 观察普萘洛尔抗乌头碱致心律失常的作用。

【原理】　乌头碱能使心肌细胞钠通道开放,加速钠离子内流,促使心肌细胞膜去极化,提高心房自律组织及房室束-浦氏纤维等快反应细胞兴奋性导致心律失常,是乌头碱对心脏的毒性反应,出现室性期前收缩(VP)、室性心动过速(VT)或心室颤动(VF),而普萘洛尔能阻滞心脏的 β_1 受体从而阻滞这些反应,因此可治疗心律失常。

【器材】　心电图机,心电示波器,微量恒速输液器,秒表,角规,注射器,注射针头,大鼠固定板。

【药物】　10mg/L 乌头碱溶液,2g/L 普萘洛尔溶液,0.12g/mL 乌拉坦溶液,生理盐水。

【动物】　大鼠。

【方法】　取体重为 200～250g 大鼠 2 只,随机分为 2 组:生理盐水组灌服生理盐水,普萘洛尔组灌服普萘洛尔溶液 20mg/kg(体重),灌服容量均为 10mL/kg(体重)。给药后 1h,腹腔注射乌拉坦溶液 1.2g/kg(体重),麻醉后仰位固定于大鼠固定板上,进行颈外静脉或股静脉插管术,以便于药物注射。接心电示波器及心电图机,分别观察和记录 Ⅱ 导联心电图,以乌头碱溶液每分钟 0.2mL 的速度,用微量恒速输液器颈外静脉或股静脉恒速注入,分别记录和观察室性期前收缩、室性心动过速、心室颤动出现时所注入的乌头碱剂量。

【结果】　填入表 4-6-1 中。

表 4-6-1　实验结果

组别	剂量(g/kg)	乌头碱致室性心律失常所需剂量(μg/kg)		
		室性期前收缩(VP)	室性心动过速(VT)	心室颤动(VF)
生理盐水组	—			
普萘洛尔组	0.02			

【注意点】

1. 乌头碱溶液配制成 10mg/L(或 5mg/L)溶液:精确称取乌头碱 1mg,先加入少量稀盐酸,然后加入蒸馏水至 100mL(或 200mL),调节 pH 至 7.0。

2. 出现心律失常的阈剂量个体差异较大,所以严格控制乌头碱用量,密切观察动物心电变化。静脉注入乌头碱,应严格掌握缓慢恒速。

【思考题】　根据实验结果分析讨论普萘洛尔抗乌头碱所致心律失常的作用机制。

实验七　药物的体外抗血凝作用

【目的】　观察并比较枸橼酸钠、肝素及双香豆素的体外抗凝作用。

【原理】　血液离体后与异物表面接触,凝血过程被启动,参与凝血的因子被激活,最后使纤维蛋白原转变成纤维蛋白,所需的时间为凝血时间。枸橼酸钠中所含枸橼酸根离子与血中 Ca^{2+} 结合成难解离的可溶性络合物,降低血钙浓度,阻断血凝过程。而肝素中所含大量的硫酸根带大量负电荷,可与抗凝血酶Ⅲ分子上带正电荷的赖氨酸结合,使抗凝血酶Ⅲ构象改变,活性增加,灭活凝血酶等凝血因子而产生抗凝作用。双香豆素主要通过对抗维生素 K 来妨碍凝血因子Ⅱ、Ⅶ、Ⅸ、Ⅹ的合成,使凝血因子停留于无凝血活性的前体蛋白阶段而发挥体内抗凝作用,而无体外抗凝作用。本实验考察这些药物的体外抗血凝作用。

【器材】　内径为 8mm 的洁净小试管,1mL 刻度吸管,5mL 注射器,秒表,棉球,恒温水浴槽,小玻棒。

【药物】　4％枸橼酸钠溶液,生理盐水,4U/mL 肝素溶液,0.25％双香豆素混悬液,3％氯化钙溶液。

【动物】　家兔1只。

【方法】

1. 取内径为 8mm 的洁净小试管 4 支,按下表编号,分别加入生理盐水、4％枸橼酸钠溶液、4U/mL 肝素溶液、0.25％双香豆素混悬液各 0.1mL。

2. 从家兔心脏穿刺取血约 4mL,迅速向每支试管加入兔血 0.9mL,充分混匀后,放入 37℃恒温水浴中,启动秒表计时。

3. 每隔 30s 将试管轻轻倾斜,观察血液流动性一次,直到将试管倒置血液不流动为止,记录时间。

4. 如果 2、3 号试管 15min 后仍然不出现血凝,则分别再加入 3％氯化钙溶液 0.1mL,混匀,再次观察是否出现凝血,并记录其时间。

【结果】　填入表 4-7-1 中。

表 4-7-1　实验结果

试管号	1	2	3	4
生理盐水	0.1mL	—	—	—
4％枸橼酸钠溶液	—	0.1mL	—	—
4U/mL 肝素溶液	—	—	0.1mL	—
0.25％双香豆素溶液	—	—	—	0.1mL
兔血	0.9mL	0.9mL	0.9mL	0.9mL
凝血时间(s)				
3％氯化钙溶液	—	0.1mL	0.1mL	—
凝血时间(s)				

【注意点】

1. 小试管须管径均匀、清洁干燥。

2. 心脏穿刺取血亦可改用耳缘静脉采血,要求一针见血,尽量避免组织液的混入。

3. 兔血加入小试管后,须立即用小玻棒搅拌混匀,搅拌时应避免产生气泡。

4. 在倾斜试管时,动作要轻,以免加速血液凝固。

5. 由动物取血到小试管置入恒温水浴的间隔时间不得超过 3min。

【思考题】　讨论枸橼酸钠、肝素和双香豆素抗凝血作用的机制及其应用。

实验八　几种药物对凝血时间的影响

【目的】　学习测定小鼠凝血时间的简易方法,观察药物对凝血时间的影响。

【原理】　肝素中含有的大量硫酸根带负电荷,可与抗凝血酶Ⅲ分子上带正电荷的赖氨酸结合,使抗凝血酶Ⅲ构象改变,活性增加,灭活凝血酶等凝血因子而产生抗凝作用。而酚磺乙胺能增加血小板数量,增强血小板聚集和黏附能力,促进其释放凝血活性物质,从而促进血凝。本实验用毛细玻管法和玻片法观察、了解抗凝血药肝素和促凝血药酚磺乙胺对凝血时间的影响。

【器材】　1mL 注射器,约 5cm 长的毛细玻管,载玻片,针头,秒表,棉球。

【药物】　2.5% 酚磺乙胺溶液,50U/mL 肝素溶液,生理盐水,苦味酸溶液。

【动物】　小鼠 3 只。

【方法】

1.毛细玻管法:取 20g 左右的健康小鼠,用苦味酸做好标记。1 号鼠腹腔注射 2.5% 酚磺乙胺溶液 0.2mL/10g(5mg/10g),2 号鼠腹腔注射 50U/mL 肝素溶液 0.2mL/10g(10U/10g),3 号鼠腹腔注射生理盐水 0.2mL/10g。30min 后,以毛细玻管作眼眶内眦穿刺,取血达 5cm 的血柱。立即启动秒表,每隔 30s 折断毛细玻管一小截,检查有无出现血凝丝,计算从毛细玻管采血到出现血凝丝的时间,即为凝血时间。

汇集全班实验结果,计算三组小鼠的平均凝血时间,并做均数之间差异的显著性检验,从而得出关于酚磺乙胺和肝素影响凝血时间的结论。

2.玻片法:作眼眶内眦穿刺后迅速取血,于清洁载玻片的两端各滴血一滴(直径约 5mm),并启动秒表,每隔 30s 用干燥针头挑动血液一次,到针头能挑起纤维蛋白丝为止,另一滴血供最后复验。记录凝血时间,同上法统计实验结果。

【结果】　填入表 4-8-1 中。

表 4-8-1　实验结果

组别	小鼠数	给药量（mL）	凝血时间均值±SD		概率（P 值）	
			毛细玻管法	玻片法	毛细玻管法	玻片法
1						
2						
3						
4						
5						
6						

【注意点】

1. 凝血时间可受温度影响,本实验室温最好在15℃左右。

2. 毛细玻管的内径最好为1mm,并均匀一致。制作时用玻璃管置喷灯火焰上烧灼并不断地旋转,到玻管烧软不能维持原状时,离开火焰,两手持玻管两端,迅速均匀地向两边拉长,直到所需粗细,冷却后按所需长度折(锯)断。

【思考题】　酚磺乙胺和肝素对凝血时间有何影响?其作用机制如何?临床上有哪些用途?

实验九　链激酶对纤维蛋白溶解时间的影响

【目的】

1. 学习测定纤维蛋白溶解时间的简易方法。

2. 观察链激酶对纤维蛋白溶解时间的影响。

【原理】　链激酶能与纤溶酶原形成复合物,促使纤溶酶原转变为纤溶酶,溶解纤维蛋白。而正常血液中由于血浆素的存在,可使纤维蛋白溶解,在取血后短时间内可观察到血块的溶解。本实验观察链激酶对纤维蛋白溶解时间的影响。

【器材】　内径为 8mm 的洁净小试管,1mL 刻度吸管,1mL 注射器,恒温水浴槽,秒表,棉球。

【药物】　1000U/mL 链激酶溶液,生理盐水。

【动物】　家兔 1 只。

【方法】

1. 取内径为 8mm 的洁净小试管 2 支,编号,分别加入生理盐水、链激酶溶液各 0.1mL。

2. 从家兔心脏穿刺取血约 2mL,迅速向每支试管加入兔血 0.9mL,充分混匀后,置 37℃ 恒温水浴中,待凝固时启动秒表计时。记录纤维蛋白溶解的时间。

【结果】　填入表 4-9-1 中。

表 4-9-1　实验结果

试管号	1	2
生理盐水	0.1mL	——
链激酶	——	0.1mL
兔血	0.9mL	0.9mL
纤维蛋白溶解时间(s)		

【注意点】　由于纤维蛋白原减少或纤维蛋白聚合异常而致血块极脆弱,易误认为溶解,此时可将试管内容物倒于滤纸上观察有无血块,才可确定纤维蛋白是否溶解。

【思考题】　简述链激酶溶解纤维蛋白的机制及应用。

实验十 药物对离体子宫的作用

【目的】

1. 观察缩宫素、麦角新碱对离体子宫的作用。

2. 了解制备大鼠离体子宫的操作方法。

【原理】 利用未孕动情期大鼠离体子宫置合适营养液环境中的自主张力活动,观察缩宫素、麦角新碱对离体子宫产生的药理效应及其作用特点。

【器材】 手术剪,眼科剪,眼科镊子,麦氏浴槽,恒温水浴槽,L形通气管,充氧橡皮球胆,记纹鼓或多导生理记录仪,肌张力换能器,细线,胶泥,1mL 或 0.5mL 注射器,针头,烧杯等。

【药物】 10U/mL 缩宫素注射液,0.2g/L 马来酸麦角新碱注射液,0.1% 苯甲酸雌二醇溶液,乐氏液。

【动物】 成熟的雌性未孕大鼠 1 只(体重 150~200g)。

【方法】

1. 调节离体器官恒温浴槽装置:向浴槽内加入一定量的乐氏液,调节水浴温度使之恒定在32℃或37℃左右,连续缓慢地向浴管内通 95%O_2 和 5%CO_2 的混合气体(1~2 个气泡/s)。

2. 于实验前 24~48h 给大鼠肌内注射 0.1% 苯甲酸雌二醇溶液(0.7mL/只),使动物处在动情前期或动情期。实验时,将大鼠颈椎脱臼处死,剖腹,剪去子宫系膜,将一侧子宫上端以丝线结扎,再于阴道端用丝线结扎,取出子宫。将离体子宫放入盛有乐氏液的麦氏浴槽中,连续均匀地通入气体,保持恒温。子宫两端丝线一端固定于 L 形通气管小钩上,另一端连于杠杆,用胶泥固定(图 4-10-1)。调节杠杆支点位置,使子宫收缩幅度放大 3 倍,子宫肌前负荷约 1g。静置约 15min,使子宫肌适应。记纹鼓慢速描记[或肌张力换能器连多导生理记录仪,时间常数(s)DCX,滤波(Hz)10,灵敏度(mV/cm)0.5 或 1],得到正常收缩曲线后,依次加入下列药物:

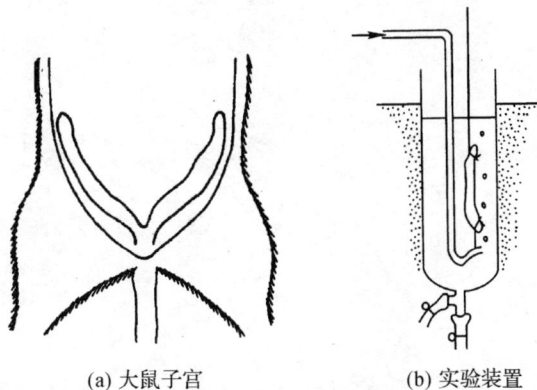

(a) 大鼠子宫　　　　　(b) 实验装置

图 4-10-1　大鼠子宫和实验装置

(1)10U/mL缩宫素注射液1滴(5号针头)。待作用明显时换液并用乐氏液冲洗子宫条。

(2)0.2g/L马来酸麦角新碱注射液0.1mL。

观察并比较两药对子宫收缩的变化。

【结果】 绘出收缩曲线。

【注意点】

1.通气时要控制好速度,以免气泡太大、太急,冲击子宫而影响实验。

2.浴槽内乐氏液以能浸没子宫为准,根据浴管大小20～50mL不等,但前后用量需一致。更换的乐氏液也应事先温热,与浴管内一致。一般冲洗3次。每次给药前应描记一次曲线,以便与用药后对照。

3.在制作标本时动作应轻柔,切勿过度牵拉或损伤子宫。

【思考题】 根据所绘曲线,比较缩宫素和麦角新碱对子宫作用的特点,说明它们的临床应用。

实验十一 糖皮质激素对化学刺激性结膜炎的防治作用

【目的】 用化学刺激物使家兔的眼结膜产生炎症,以观察醋酸泼尼松龙滴眼液的抗炎作用。

【原理】 将桉叶油滴入家兔的眼结膜囊内,可引起急性炎症,使眼结膜出现水肿与充血等症状,观察糖皮质激素的抗炎作用。

【器材】 兔固定箱,滴管,棉球。

【药物】 25%桉叶油溶液(桉叶油1份+食用植物油3份),0.12%醋酸泼尼松龙滴眼液,生理盐水。

【动物】 家兔1只。

【方法】 检查家兔两眼睑结膜和球结膜的正常情况(色泽、血管分布、有无肿胀等)。在兔的左眼结膜囊内滴入0.12%醋酸泼尼松龙滴眼液3滴,右眼结膜囊内滴生理盐水3滴;10min后分别再滴1次。再隔10min后,在家兔的左、右眼结膜囊内各滴入25%桉叶油溶液1滴。此后,每隔10min检查两眼结膜一次,比较炎症反应(结膜充血与水肿)的出现快慢和严重程度。

【结果】 填入表4-11-1中。

表 4-11-1 实验结果

兔眼	预先给药	正常眼结膜	25%桉叶油滴入后眼结膜	炎症出现时间
左	0.12%醋酸泼尼松龙			
右	生理盐水			

【注意点】

1.滴眼时将兔下眼睑拉成杯状,并压迫眼内眦(以免药液进入鼻泪管),稍停片刻(1min)以防止药液即刻被挤出。

2.观察到明显区别后结束实验,并在家兔两眼内均滴以醋酸泼尼松龙滴眼液,以作保护。

3.滴桉叶油后除眼结膜充血、水肿外,尚伴有流泪、角膜光泽差、闭眼等刺激性症状。

【思考题】 结合实验所见,讨论糖皮质激素在眼科疾患方面的应用。

实验十二 地塞米松对急性关节肿胀的影响

【目的】
1.学习用鸡蛋清引起大鼠足跖急性炎性肿胀的方法。
2.观察地塞米松的抗炎症渗出作用。

【原理】 以蛋清异种蛋白注入大鼠足跖内,可引起急性炎症,使局部组织肿胀。通过测量实验前、后大鼠足跖和踝关节的周长变化或容积变化来观察地塞米松的抗炎作用。

【器材】 1mL注射器,台秤,容积测量装置,软皮尺。

【药物】 0.2%地塞米松溶液,10%新鲜鸡蛋清溶液,生理盐水。

【动物】 大鼠2只。

【方法】
1.皮尺测量法

选体重约150g的大鼠,称重、标记。将大鼠右后肢拉直,用软皮尺量取足跖或踝关节的周长,连测两次,取平均值为用药前的周长。然后分别腹腔注射0.2%地塞米松溶液3mL/kg和等量的生理盐水。30min后再分别给各鼠右踝关节附近皮下注射10%新鲜鸡蛋清溶液0.1mL,之后于0.5h、1.0h、1.5h和2h分别测量大鼠右后足跖或踝关节的周长。

综合全实验室结果,按下式算出各药在致炎后不同时间内的足肿抑制率:

$$足肿胀度=\frac{致炎后足趾或踝关节周长(cm)-致炎前足趾或踝关节周长(cm)}{致炎前足趾或踝关节周长(cm)}\times100\%$$

$$足肿抑制率=\frac{对照组肿胀度-给药组肿胀度}{对照组肿胀度}\times100\%$$

【结果】 填入表4-12-1中。

表4-12-1 实验结果

组别	剂量(mL/kg)	致炎前(cm)	致炎后(cm)			
			0.5h	1h	1.5h	2h
0.2%地塞米松溶液						
生理盐水						

2.容积测量法

(1)可按图4-12-1(a)装置进行:先将注射器推到0点,然后打开活塞1、2,用肥皂水从玻璃管灌注直至与吸管内液面平行。接着关闭活塞1。在各鼠准备测量的后肢踝关节绕骨的突起处作一标志,将后肢放入玻璃管内(要求每次放入的深度相同),注射器吸管抽出,使玻璃管内的液面保持在原刻度,关闭活塞2。取出后肢,打开活塞1,将注射器内的水全部推出,此时吸管内液面上升的高度即为大鼠肢体的体积。再打开活塞2,使两管液面回到原刻度水平。后肢带走的水分在下次测量前必须补足,其余方法与皮尺测量法相同。

(2)可按图 4-12-1(b)装置进行：带侧管的玻璃器皿内盛有一定量含有表面活性剂的液体,液面与侧管平齐。将大鼠后肢浸入玻璃器皿液体内,则升高的液体自侧管溢出。记录溢出液体的体积(mL),此数值即为后肢的体积(mL)。其他方法与方法 1 类同。

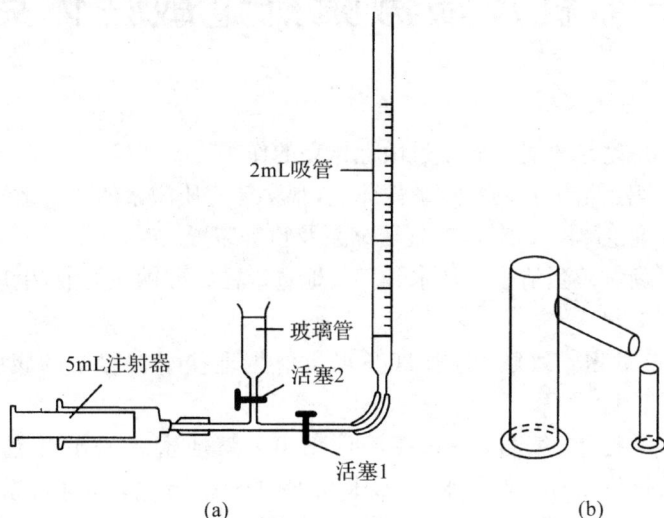

图 4-12-1　大鼠肢体容量测定装置

【注意点】

1.用软尺量关节周长,应由专人来操作。

2.测量足跖或踝关节周长时,每次均需在同一位置上。

3.尺子要求无伸缩性。

4.须用新鲜鸡蛋清。

【思考题】

1.激素类药物与解热镇痛药抗炎的机制有什么不同?

2.应用激素类药物抗炎的同时应该注意什么?

实验十三　糖皮质激素抗过敏性休克的作用

【目的】　观察地塞米松对抗豚鼠过敏性休克的作用。

【原理】　利用鸡蛋清引起动物过敏性休克,观察糖皮质激素的抗过敏性休克作用。

【器材】　1mL注射器,大罩钟,空气压缩泵及喷雾装置。

【药物】　20%新鲜鸡蛋清生理盐水,0.5%地塞米松磷酸钠注射液,生理盐水。

【动物】　豚鼠2只。

【方法】　预先使豚鼠致敏,即用20%鸡蛋清生理盐水在豚鼠的腹腔和皮下各注射1mL,三周后供实验用。

实验时,取豚鼠称重、编号,一只腹腔注射0.5%地塞米松磷酸钠注射液1mL/kg(5mg/kg),另一只腹腔注射生理盐水1mL/kg。隔1~1.5h后,将两只豚鼠置于同一钟罩内,以空气压缩泵连接喷雾装置,喷雾20%新鲜鸡蛋清生理盐水1min,观察豚鼠是否出现过敏性休克症状(如呼吸极度困难、窒息、抽搐、跌倒),并记录发生休克的潜伏期。比较两只豚鼠反应的差别。

【结果】　填入表4-13-1中。

表4-13-1　实验结果

豚鼠号	实验时腹腔注射药物	鸡蛋清液喷雾后反应	
		休克潜伏期(min)	休克表现
1	0.5%地塞米松磷酸钠		
2	生理盐水		

【注意点】

1.喷雾20%新鲜鸡蛋清生理盐水超过6min仍未发生休克者,一般不会再发生,即可停止实验。

2.亦可以人工呼吸机代替空气压缩泵,连接喷雾装置。

3.在鸡蛋一头打一洞,上下轻轻摇动,鸡蛋清即可流出。

【思考题】

1.通过实验,讨论糖皮质激素抗过敏性休克的作用机制。

2.试比较糖皮质激素与肾上腺素抗休克的作用机制和临床应用。

实验十四　氢化可的松抗小鼠耳郭肿胀实验

【目的】　观察氢化可的松的抗炎作用,掌握小鼠耳郭肿胀的实验方法。

【原理】　用二甲苯致炎,通过比较小鼠耳郭肿胀度来评价药物对炎症的抑制作用。

【器材】　9mm 打孔器,鼠笼,电子天平,注射器(1mL),针头(5 号)。

【药物】　0.12％氢化可的松溶液,生理盐水,苦味酸溶液,二甲苯。

【动物】　小鼠 4 只。

【方法】　取小鼠 4 只,用苦味酸标记后称重,随机分为两组,一组腹腔注射 0.12％氢化可的松溶液 0.2mL/10g(24mg/kg),另一组腹腔注射等量的生理盐水。30min 后,给小鼠右耳涂二甲苯 0.05mL/只,左耳作对照。30min 后处死小鼠,并用直径为 9mm 的打孔器将双耳相同部位相同面积切下称重。以左、右耳重量之差作为肿胀度,比较组间差异。

【结果】　填入表 4-14-1 中。

表 4-14-1　实验结果

组别	小鼠数 n	左耳重量(mg)	右耳重量(mg)	右耳重量—左耳重量(mg)
氢化可的松				
生理盐水				

【注意点】　本方法操作简便,对设备的要求不高,是较为常用的一种抗炎实验。在实验中请注意取材部位、大小的一致性。

【思考题】　氢化可的松抗炎作用的机制是什么?

实验十五 地塞米松抗豚鼠耳郭肿胀实验

【目的】 观察地塞米松对豚鼠耳郭炎性肿胀的抑制作用。

【原理】 用二甲亚砜(DMSO)刺激豚鼠耳朵,并通过观察耳郭厚度来比较肿胀度。

【器材】 游标卡尺,天平,注射器(1mL),针头(5 号)。

【药物】 0.5％地塞米松磷酸钠注射液,生理盐水,苦味酸溶液,80％二甲亚砜(DMSO)(无水乙醇配制)。

【动物】 豚鼠 2 只。

【方法】 取豚鼠 2 只,称重,标记。实验前先用游标卡尺测量豚鼠耳郭 4 个点的厚度,取平均值作为标准。然后,一只腹腔注射 0.5％地塞米松磷酸钠注射液 1mL/kg(5mg/kg),另一只腹腔注射等量的生理盐水。30min 后,用 50μL 无水乙醇配制的 80％二甲亚砜(DMSO)涂抹豚鼠耳郭两面,之后,于 20min、40min、60min 等不同时间段重复测量耳郭 4 个点的厚度,求出平均值,与实验前所得平均值的差值即为耳郭肿胀值。

【结果】 填入表 4-15-1 中。

表 4-15-1 实验结果

组别	耳郭标准厚度 (mm)	致炎后耳郭厚度(mm)		
		20min	40min	60min
0.5％地塞米松磷酸钠				
生理盐水				

【注意点】 注意测量部位的一致性。

【思考题】 通过实验,试述地塞米松的作用及机制。

实验十六　氢化可的松对家兔毛细血管通透性的影响

【目的】　观察氢化可的松对家兔毛细血管通透性的影响。

【原理】　通过观察染色面积和染色组织的光密度来比较药物对毛细血管通透性的影响。

【器材】　直尺,剪刀,离心机,分光光度计,天平,注射器(1mL),针头(5号)。

【药物】　0.5％氢化可的松注射液,0.1％磷酸组胺溶液,0.5％伊文思兰溶液,生理盐水,苦味酸溶液,丙酮。

【动物】　家兔2只。

【方法】　取家兔2只,于实验前在每兔背部两侧各剃毛一块(6cm×4cm)以暴露皮肤。实验时,将家兔称重,标记。1号兔腹腔注射0.5％氢化可的松注射液3mL/kg(15mg/kg),2号兔腹腔注射等量的生理盐水。1h后,耳缘静脉注射0.5％伊文思兰溶液1mg/kg(5mg/kg),随即在背部两侧脱毛区中央皮内注射0.1％磷酸组胺溶液0.1mL(0.1mg),以形成皮丘,观察丘疹蓝染出现时间,以及30min和60min后的蓝染区面积及蓝染程度。

也可将动物处死,放血,剥开皮肤用尺子测量染色面积,然后将染色皮肤剪碎,放入7∶3丙酮生理盐水中浸泡48h,离心后取上清液用分光光度计在600nm处测光密度。比较各组动物染色组织的光密度。

【结果】　填入表4-16-1中。

表4-16-1　实验结果

组别	注射磷酸组胺后					蓝染组织光密度
	丘疹蓝染初现时间(s)	30min		60min		
		蓝染面积(mm^2)	蓝染深度	蓝染面积(mm^2)	蓝染深度	
氢化可的松						
生理盐水						

【注意点】　剃毛时切不可损伤皮肤;注射磷酸组胺的剂量应准确;形成皮丘的大小尽可能一致。

【思考题】　氢化可的松对毛细血管的作用特点是什么?

实验十七　地塞米松对同种被动皮肤过敏的抑制作用

【目的】　观察地塞米松的抗皮肤过敏作用。

【原理】　将含有致敏动物 IgE 类抗体的血清注射到正常动物皮内,使肥大细胞致敏,然后用抗原进行攻击,引起肥大细胞脱颗粒,释放组胺等介质。

【器材】　剪刀,离心机,分光光度计,低温冰箱,天平,注射器,针头。

【药物】　0.2%地塞米松溶液,百白破疫苗,1%卵蛋白,0.5%伊文思兰溶液,生理盐水,苦味酸溶液,丙酮。

【动物】　大鼠 5 只。

【方法】　先取 5 只大鼠,肌内注射 1%卵蛋白 25mg/kg,同时腹腔注射免疫佐剂百白破疫苗 2×10^{10} 个/只,12 天后眶内采血,制备大鼠抗卵蛋白血清,置于 $-20℃$ 保存备用。

实验时,先在大鼠背中线两侧分别皮下注射 1:10,1:20 生理盐水稀释的抗卵蛋白血清 0.1mL,48h 后开始给药,一只腹腔注射 0.2%地塞米松溶液 3mL/kg(6mg/kg),另一只腹腔注射等量的生理盐水。48h 后尾静脉注射 1%卵蛋白和 0.5%伊文思兰溶液各 0.5mL 进行抗原攻击。30min 后将大鼠处死,剪下背部皮肤蓝斑并剪碎放入 3mL 7:3 丙酮生理盐水液中浸泡 24h,取上清液,用分光光度计在 610nm 处测光密度值。

【结果】　填入表 4-17-1 中。

表 4-17-1　实验结果

组别	光密度值
0.2%地塞米松	
生理盐水	

【注意点】　应熟练掌握皮下注射技术,眶内采血应防止溶血。

【思考题】　地塞米松抗过敏作用的机制是什么?

实验十八　小鼠小肠推进实验

【目的】　了解药物对小肠运动的影响。

【原理】　利用炭末作指示剂,观察炭末在肠道的推进距离,以此反映肠蠕动情况。

【器材】　手术剪,镊子,注射器,小鼠灌胃器,托盘,皮尺。

【药物】　甲基硫酸新斯的明,10%炭末混悬液。

【动物】　小鼠。

【方法】　取禁食约 24h 的成年小鼠,随机分为生理盐水对照组和新斯的明组,每组 5 只。新斯的明组皮下注射 0.12mg/kg 的新斯的明,生理盐水组皮下注射 20mL/kg 的生理盐水,10min 后,每鼠灌胃给予炭末混悬液 0.2mL/10g,20min 后脱颈处死,打开腹腔分离肠系膜,剪取上端至幽门、下端至回盲部的肠管,置托盘上,轻轻将小肠拉直,测量肠管长度作为"小肠总长度",从幽门至炭末推进前沿的距离作为"炭末在肠内推进距离"。用下列公式计算炭末推进率:

$$炭末推进率(\%)=\frac{炭末在肠内推进距离}{小肠总长度}\times100\%$$

【结果】　填入表 4-18-1 中。

表 4-18-1　实验结果

组别	鼠号	体重(g)	药物及剂量	小肠总长度(cm)	炭末在肠内推进距离(cm)	炭末推进率(%)	平均值±标准差
生理盐水	1						
	2						
	3						
	4						
	5						
新斯的明	6						
	7						
	8						
	9						
	10						

【注意点】

1. 给炭末混悬液时间至处死动物的时间必须准确,以免时间不同造成实验误差。

2. 小鼠体重越相近越好,最好用平均体重为 23～25g 的小鼠,这种小鼠肠管比较粗大,易于操作。

3. 观察炭末推进前沿的着色剂可用 50% 的墨汁或 1% 的酚红悬液。

【评价】 本方法主要观察药物对小肠蠕动推进的影响,故可以进行能影响小肠蠕动的消化系统药物的研究,如助消化药物、止泻药等。本方法具有设备简单、操作方便易行等特点。

【思考题】 通过实验,试述新斯的明对小肠蠕动的作用特点。

实验十九　利血平致小鼠胃溃疡实验

【目的】　掌握研究利血平致胃溃疡的实验方法。

【原理】　利血平为外周交感神经抑制药,因其消耗去甲肾上腺素,引起副交感神经相对亢进,胃酸分泌过多,导致胃黏膜受损。

【器材】　解剖显微镜或放大镜,剪刀,镊子,甲醛。

【药物】　利血平注射液,雷尼替丁,生理盐水。

【动物】　小鼠。

【方法】　取禁食24h的小鼠10只,随机分成两组,每组5只,一组灌胃给予雷尼替丁50mg/kg,另一组灌胃给予等体积生理盐水,给药的同时皮下注射利血平10mg/kg,6h后脱颈臼处死小鼠,结扎胃幽门及贲门部,向胃腔内注入1%甲醛溶液2mL并浸入上述甲醛溶液中固定,30min后沿胃大弯剖开,冲去胃内容物,在解剖显微镜或放大镜下观察并测量胃黏膜损伤长度(mm),以其总和作为溃疡指数,与对照组比较,计算溃疡抑制率。

【结果】　填入表4-19-1中。

表4-19-1　实验结果

组别	鼠号	体重(g)	药物及剂量(mg/kg)	溃疡指数(mm)	平均值±标准差	溃疡抑制率(%)
雷尼替丁	1					
	2					
	3					
	4					
	5					
生理盐水	6					
	7					
	8					
	9					
	10					

【注意点】　冲去胃内容物时宜用少量生理盐水,且动作宜轻,以免影响溃疡的观察。

【思考题】　利血平致溃疡的机制是什么?

实验二十　大鼠利胆实验

【目的】　了解去氧胆酸对胆汁分泌的影响。

【原理】　大鼠没有胆囊,因此,胆道插管大鼠是测定胆汁分泌,如胆汁生成量的合适模型。

【器材】　剪刀,镊子,气管插管,细聚乙烯导管(直径 0.05mm)。

【药物】　25%乌拉坦溶液,去氧胆酸,生理盐水。

【动物】　大鼠。

【方法】　取雄性大鼠,体重 300～500g,实验前 18h 禁食不禁水,腹腔注射 25%乌拉坦溶液 5mL/kg 麻醉,气管插管,沿腹中线开腹,结扎幽门,用一条细的聚乙烯导管(直径 0.05mm)从十二指肠做胆道插管,导管上推至肝脏,测量 30min 内分泌的胆汁体积,作为给药前胆汁流量。然后经十二指肠给药,其中 1 只大鼠按 0.1g/kg 给予去氧胆酸,另 1 只大鼠给等体积的生理盐水作为对照,每 30min 测量 1 次胆汁体积,连续 2h,比较给药前后胆汁分泌的差异。

【结果】　填入表 4-20-1 中。

表 4-20-1　实验结果

组别	鼠号	体重 (g)	药物及剂量 (g/kg)	给药前 胆汁体积	给药后不同时间胆汁体积			
					30min	60min	90min	120min
生理盐水	1							
去氧胆酸	2							

【注意点】

1. 大鼠胆总管直径仅 0.5～1.5mm,且粗细不一,故应选择合适的插管;胆汁流量也差异较大,故常用给药前、后自身比较方法。

2. 由于体内雌激素水平会影响胆汁流量,故应用雄性动物实验。

3. 巴比妥类能增加胆汁分泌和胆酸含量,并影响胆固醇、胆汁酸合成的限速酶,能诱导肝微粒体酶,故一般不用于麻醉动物。

【思考题】　试述去氧胆酸促进胆汁分泌的机制。

实验二十一 豚鼠离体回肠实验

【目的】 掌握离体回肠实验方法,同时了解药物对离体回肠的影响。

【原理】 胃肠道括约肌均含有丰富的平滑肌组织,它们主要由粗、细肌丝组成,含有与横纹肌相似的肌纤蛋白以及具有特征性的张力性肌凝蛋白和众多的原肌凝蛋白;在功能上为合体细胞,具有自律性运动、耗能较少、舒缩速度较慢、较易发生同步性(强直性张力)收缩等特点;在电刺激、温度改变以及递质、激素和某些药物的影响下,这些平滑肌细胞的膜通透性和电位会发生改变而产生张力性变化,甚至诱发动作电位而发生收缩运动。

【器材】 恒温浴槽,张力传感器,生理记录仪,手术剪,镊子,丝线。

【药物】 乙酰胆碱,阿托品,生理盐水。

【动物】 豚鼠。

【方法】 取禁食 24h 的成年豚鼠,击头处死,迅速取出回肠,去除附着的系膜或脂肪,放在充氧(或兼含 5%CO_2)、保温 37℃的保养液中,洗净其内容物,制成长 1～2cm 的肠段或肌片供实验用。将肠段或肌片下端固定于支持杆或通气钩上,上端通过张力传感器连接到生理记录仪上自动记录。将组织放到盛有营养液的浴槽中,给予负荷张力 0.5～1g,浴槽内通氧气,控制通气速度为 30 个气泡/min,温孵 30min 后,按下列给药顺序加入不同药液,用生理记录仪记录给药前后的张力及幅度。

10^{-7}g/mL(浴液最终浓度,下同)乙酰胆碱,10^{-9}～10^{-8}g/mL 阿托品。

【结果】 填入表 4-21-1 中。

表 4-21-1 实验结果

药物	最终浓度（g/mL）	最大张力(mg)		收缩幅度(mg)	
		给药前	给药后	给药前	给药后
生理盐水					
乙酰胆碱					
阿托品					

【注意点】

1. 制备标本时操作务必轻柔敏捷,尽量减少损伤,以保持最大限度的生机。

2. 需要等待组织恢复稳定的节律运动后,才能进行实验。

3. 通常一个离体标本可以进行数次实验,但每次实验后均需更换保养液,并淋洗 3～5 遍,待组织恢复正常活动后再进行新的实验。

【思考题】 乙酰胆碱对平滑肌的作用机制是什么?

实验二十二　氢氯噻嗪对小鼠尿量的影响

【目的】　观察氢氯噻嗪的利尿作用。

【原理】　尿量的多少与肾小管的重吸收密切相关,氢氯噻嗪是一类中效利尿药,可以减少肾小管的重吸收。

【器材】　玻璃漏斗(或烧杯),玻璃板,天平,棉花,小鼠灌胃器。

【药物】　氢氯噻嗪,生理盐水。

【动物】　小鼠。

【方法】　取小鼠 10 只,随机分成两组,轻压小鼠下腹部排净余尿,第一组灌胃 20mg/kg 的氢氯噻嗪,第二组灌胃等体积的生理盐水,给药体积均为 1mL/只,给药后分别将两组小鼠罩在玻璃漏斗内,漏斗下垫有玻璃板。3h 后各组用 2g 棉花团吸取尿液并称重,减去棉花团自身重量即为各组小鼠 3h 内尿液的重量。

【结果】　填入表 4-22-1 中。

表 4-22-1　实验结果

组别	小鼠数	药物	剂量(mg/kg)	3h 内尿量(g)
1	5	氢氯噻嗪		
2	5	生理盐水		

【注意点】

1. 本实验不能在高温干燥的情况下进行,因尿液挥发量过大会影响实验结果。

2. 用棉花团吸取尿液时,棉花团上不能沾上大便,以免影响重量。

3. 观察时间不得少于 2.5h。

【思考题】　氢氯噻嗪的作用有哪些?

实验二十三　利尿药和脱水药对家兔尿量的影响

【目的】　观察药物对尿排泄量的影响，了解利尿实验方法。

【原理】　利尿药和脱水药这两类药物在利尿作用的强度上有一定的差异。

【器材】　兔手术台，10 号导尿管，兔灌胃器，注射器，烧杯，量筒。

【药物】　3％戊巴比妥钠溶液，1％呋塞米溶液，50％葡萄糖溶液。

【动物】　家兔。

【方法】　取雄性家兔 2 只，称重，分别用兔灌胃器灌入温水 40mL/kg。0.5h 后，以 3％戊巴比妥钠溶液 1mL/kg 耳缘静脉注射麻醉，将兔仰位固定于兔手术台上。将 10 号导尿管尖端用液体石蜡润滑后自尿道轻而慢地插入，待导尿管通过膀胱括约肌进入膀胱后，即有尿液滴出，然后再插入 2cm（共 8～12cm），用胶布将导尿管与兔体固定。轻按兔下腹部将膀胱内的尿液挤出，将最初 5min 内滴出的尿液弃去，待滴速稳定后，在导尿管下接一量筒，收集 20min 内滴出的尿液，作为给药前的对照值。然后，1 号兔耳缘静脉注入 50％葡萄糖溶液 5mL/kg，2 号兔注入 1％呋塞米溶液 0.4mL/kg，并分别收集注药后 20min 内的尿量，与对照组比较。

【结果】　填入表 4-23-1 中。

表 4-23-1　实验结果

兔号	药物	剂量	尿量（mL/20min）	
			给药前	给药后
1	50％葡萄糖溶液	5mL/kg		
2	1％呋塞米溶液	0.4mL/kg		

【注意点】

1. 插胃管时应注意将胃管从兔的舌上方插入，并避免将胃管误插入气管，当胃管插好后，可将导管外端放入水中，如有气泡，则说明误插在气管中，应拔出重插。

2. 插导尿管时动作应轻巧，以免引起膀胱括约肌痉挛，插入深度应适当，过多可致卷曲或管口上翘。为避免导尿不畅，可在导尿管的尖端两侧各剪一小孔。

【思考题】　呋塞米作用的部位在哪里？作用机制是什么？

实验二十四　氨茶碱对抗磷酸组胺致豚鼠哮喘试验

【目的】　掌握哮喘形成的方法,了解氨茶碱的抗哮喘作用。

【原理】　利用磷酸组胺造成哮喘模型,观察氨茶碱的平喘作用。

【器材】　台秤,注射器,超声雾化器,玻璃钟罩,计时器,注射器。

【药物】　1g/L磷酸组胺溶液,氨茶碱。

【动物】　幼年豚鼠,雌雄兼用。

【方法】　预选体重为150～200g的幼年豚鼠若干只,分别置喷雾箱内,以53.3～66.6kPa(400～500mmHg)的压强喷1g/L磷酸组胺1mL(必要时将浓度提高到2g/L)入装置箱内,动物在吸入以上药液后经过一定的潜伏期,即产生哮喘反应,哮喘反应按程序可分为四级,Ⅰ级呼吸加速,Ⅱ级呼吸困难,Ⅲ级抽搐,Ⅳ级跌倒。多数动物在90s以内即可出现Ⅲ级或Ⅳ级反应;一般不超过150s,超过150s者可认为不敏感,不予选用。动物一出现抽搐,即拉开箱门取出动物,必要时辅以人工呼吸,以免动物因窒息而死亡。

将预选过的"哮喘"豚鼠随机分为2组,每组2只,甲组腹腔注射氨茶碱125mg/kg,乙组腹腔注射等体积的生理盐水,给药后15min重复注射一次。给药后30min,分别放入喷雾装置内按预选时的同样条件分别喷雾磷酸组胺。记录喷雾开始至症状出现的时间(以抽搐、跌倒为准)作为潜伏时间,如潜伏时间延长一倍认为有效。

【结果】　填入表4-24-1中。

表4-24-1　实验结果

组别	给药途径	给药剂量(g/kg)	有效率
生理盐水组	ip	等量	
氨茶碱组	ip		

【注意点】

1. 每鼠每天只能测定一次引喘潜伏期,同一天多次测定会影响实验结果。

2. 一般观察6min(360s),不跌倒者引喘潜伏期以360s计算。

3. 刺激性药物,若腹腔给药可减缓动物呼吸,可出现假阳性结果。

【评价】　豚鼠实验性哮喘发作所表现的呼吸加深加快(Ⅰ)、呼吸困难(Ⅱ)、抽搐(Ⅲ)和跌倒(Ⅳ)的四级反应中,Ⅰ、Ⅱ、Ⅲ级之间没有明显界限,因而对反应出现的时间难以准确判断。Ⅳ级指标虽较明确,但一旦出现,动物较易因严重窒息而死亡。另外,本实验受药液的浓度、喷雾压力大小、吸入时间、动物个体差异及气雾喷头结构、喷雾颗粒直径等因素的影响,如喷雾颗粒直径小于5μm者能吸入肺泡,稍大者在支气管吸收,更大者就在气管和上呼吸道凝聚,作用出现较慢而效力弱。但本法直观、简便。

【思考题】　氨茶碱的作用是什么? 其抗哮喘的机制是什么?

实验二十五 小鼠呼吸道酚红排泄实验

【目的】 掌握收集气道分泌液的方法,了解氯化铵对分泌量的影响。

【原理】 利用小鼠腹腔注射酚红后部分从气道排泄的特点,测定小鼠气道酚红排泄量,以判断受试药物对气道分泌液量的影响。

【器材】 离心机,分光光度计,剪刀,镊子,自制小鼠气管插管,注射器,烧杯。

【药物】 氯化铵,酚红,碳酸氢钠,生理盐水。

【动物】 小鼠。

【方法】 小鼠禁食过夜(约 16h),随机分两组,每组 5 只,一组灌胃氯化铵 30mg/kg,另一组给生理盐水作为对照,30min 后腹腔注射 2.5%酚红生理盐水溶液 0.2mL/10g 体重,再 30min 后小鼠脱颈臼处死,分离气管,插入自制小鼠气管插管并与注射器相连,用 5%碳酸氢钠溶液 1mL,缓慢注入气管内,然后轻轻吸出,再用 5%碳酸氢钠溶液 1mL,同上冲洗,如此反复 3 次,合并 3 次冲洗液置离心机上 2000r/min 离心 10min,吸出上清液,在 545nm 处分光光度计上比色。根据酚红的标准曲线计算酚红的排泄量。

【结果】 填入表 4-25-1 中。

表 4-25-1 实验结果

组别	鼠号	体重(g)	药物及剂量	酚红 OD 值	酚红排泄量 (mg/L)	平均值± 标准差
生理盐水	1					
	2					
	3					
	4					
	5					
氯化铵	6					
	7					
	8					
	9					
	10					

【注意点】

1.小鼠气管插管可用一次性输液器前端拉细成适当大小自制。

2.气道内注入或吸出碳酸氢钠溶液时要轻轻地进行,一旦用力过度,肺泡会破裂而流入胸腔。

3.酚红标准曲线制备方法可参考有关教材。

【思考题】 氯化铵影响气道分泌量的作用机制是什么?

实验二十六　豚鼠离体气管条实验

【目的】　掌握气管条剥离手术方法，了解药物对气管平滑肌的作用。

【原理】　离体气管法是常用的筛选平喘药的实验方法之一。常用的实验动物中，豚鼠的气管对药物的反应较其他动物的反应更加敏感，且更接近于人的气管，因此豚鼠气管常用作离体气管条试验的标本。

【器材】　恒温浴槽，张力传感器，生理记录仪，手术剪，镊子，丝线。

【药物】　乙酰胆碱，普萘洛尔。

【动物】　豚鼠。

【方法】　取 200～400g 雄性豚鼠，击头处死，迅速取下气管，置于营养液中，剥去外周组织后，将气管由一端向另一端螺旋形剪成条状（每 2～3 个软骨环剪一个螺旋），供实验用。将气管条下端固定于支持杆或通气钩上，上端通过张力传感器连接到生理记录仪上自动记录。将组织放到盛有营养液的浴槽中，给予负荷张力 2～5g，浴槽内通氧气，控制通气速度为 30 个气泡/min，每隔 15min 更换 1 次营养液，稳定 45min 以上用于实验，按下列给药顺序加入不同药液，用生理记录仪记录给药前后的张力及幅度。

1～3mg/L（溶液终浓度，下同）乙酰胆碱，2mg/L 普萘洛尔。

【结果】　填入表 4-26-1 中。

表 4-26-1　实验结果

药物	终浓度（mg/L）	最大张力（mg）		收缩幅度（mg）	
		给药前	给药后	给药前	给药后
生理盐水					
乙酰胆碱					
普萘洛尔					

【注意点】

1. 制备标本时操作务必轻柔敏捷，尽量减少损伤，以保持最大程度的生机。

2. 需要等待组织恢复稳定的节律运动后，才能进行实验。

3. 通常一个离体标本可以进行数次实验，但每次实验后均需更换保养液，并淋洗 3～5 遍，待组织恢复正常活动后再进行新实验。

【评价】　本方法操作简便，且可避免气管环反应幅度小的缺陷，适用于研究支气管平滑肌收缩剂和松弛剂。

【思考题】　乙酰胆碱对气管平滑肌的作用与普萘洛尔比较有何不同？为什么？

实验二十七　降压试验(直接测压法)

【目的】　了解直接测压的实验方法;观察不同剂量维拉帕米对血压的影响。

【原理】　直接测压法,也称插管法,主要是将心导管或聚乙烯塑料管插入动脉内,以测定血压的变化。导管中的血液压力通过液体传递到压力接受器,能精确反映血压的变化和波形改变。

【器材】　大鼠手术台,带动脉导管的 U 形汞柱检压计,磨去针尖的粗针头,弹簧夹,动脉夹,气管插管,细动脉插管,手术刀,手术剪,眼科镊 2 把,注射器,针头,纱布,粗线。

【药物】　40g/L 盐酸维拉帕米溶液,30g/L 戊巴比妥钠溶液,1g/L 肝素溶液,生理盐水。

【动物】　大鼠。

【方法】

1.实验前,连接好 U 形汞柱检压计和动脉导管、粗针头、细动脉插管,并充满生理盐水。用弹簧夹将动脉插管和检压计侧壁上的橡皮管夹住,使动脉插管与检压计之间成为一密闭系统。

2.将重 300g 左右大鼠称重,用戊巴比妥钠按 45mg/kg 麻醉,将麻醉好的大鼠背位固定在手术台上,但四肢不可束缚过紧,以免影响循环。剪去颈部手术野的毛,用粗线通过门齿将颈部拉直并固定,以便于手术操作。

3.从颈部正中线剪开大鼠皮肤,分离出一小段气管,在无血管处剪开成 T 形切口,向向心方向插入气管插管,用线固定。

4.沿胸锁乳突肌内缘将筋膜分开,即可见颈总动脉迷走神经混合干,将动脉和神经分开,分离甲状腺动脉以下的颈总动脉一段(2cm 左右),结扎远心端,用动脉夹夹住近心端,用剪刀剪一 V 形小口,将连接汞柱检压计并充满生理盐水的细动脉插管插入颈总动脉内,用丝线结扎固定。由动脉插管的侧管注入肝素 0.05mL 抗凝。小心打开动脉夹,使血流与抗凝剂充分混合。缓慢打开动脉插管和检压计之间的弹簧螺旋夹。待血压稳定后观察不同剂量维拉帕米对血压的影响。

5.腹腔注射盐酸维拉帕米 5mg/kg,观察检压计中水银柱的变化,并记录。重复两次。腹腔注射盐酸维拉帕米 10mg/kg,观察检压计中水银柱的变化,并记录。重复两次。

【注意点】

1.麻醉剂量不宜太大,否则剂量过大易引起死亡。

2.手术要仔细、柔和、熟练,不要损伤小血管,一旦出血要迅速止血。分离大鼠颈动脉时更要细心柔和,否则动脉塌陷,难以插管。

3.实验前,应检查,在 U 形汞柱检压计和动脉导管之间不宜有气泡。细动脉插管插好后,先缓慢打开动脉夹,再缓慢打开动脉插管与检压计之间的螺旋夹,不能颠倒次序。

4.实验过程中,应注意保持 U 形汞柱检压计和手术台基本在同一水平面上。

5.注意动物麻醉深浅,保持麻醉深度平衡。

【思考题】

1.为什么盐酸维拉帕米能降压?

2.抗高血压药物的分类和应用原则有哪些?

第五部分
安全性试验

实验一　药物半数致死量测定

【目的】　掌握半数致死量的测定方法。

【原理】　由于实验动物的抽样误差,药物的致死量对数值大多在 50% 质反应的上下呈正态分布。在急性毒性试验中 50% 质反应即半数致死量(LD_{50})。在这样的质反应中药物剂量和质反应间呈 S 形曲线,S 形曲线的两端较平,而在 50% 质反应处曲线斜率最大,因此若这里的药物剂量稍有变动,则动物的死或活的反应出现明显差异,所以测定半数致死量能比较准确地反映药物毒性的大小。

【器材】　1mL 注射器,量筒,烧杯,天平。

【药物】　戊巴比妥钠,生理盐水。

【动物】　(20 ± 2)g 小鼠雌雄各半。

【方法】

1.预试:以 3% 戊巴比妥钠为原液,按等比稀释配成不同浓度的稀释液。取小鼠 16～20 只,每 4 只一组,每组按以上不同稀释度的溶液腹腔注射,注射量均为 0.2mL/10g 体重。找出正式试验时的最大剂量(D_m)和最小剂量(D_n),即引起 100% 和 0% 动物死亡的剂量或引起大多数动物死亡和大多数动物存活的两个剂量。

2.正式试验:在预试找到的 D_m 和 D_n 间按等比级数将动物随机分成 3～5 个剂量组。每组 10 只,雌雄各半。给药后观察 7 天,记录小鼠中毒症状以及死亡动物数,按简化概率单位法或寇氏改进法计算半数致死量和可信限。

【结果】　填入表 5-1-1 中。

表 5-1-1　实验结果

剂量(mg/kg)	对数剂量	动物数	死亡数	死亡率(%)	毒性反应现象

【注意点】

1.LD_{50} 可受室温、饥饿或饱食等因素影响,应注意控制实验条件。

2.按新药审批办法,给药后观察时间至少 7 天,并对中毒死亡动物进行肉眼尸检,记录所有病变。

【思考题】　什么叫 LD_{50}? 其意义是什么?

实验二　最大耐受量(MTD)试验

【目的】　掌握最大耐受量的试验方法及计算方法。

【原理】　当有些药物用最大允许浓度和最大允许容量给予动物时仍未测出 LD_{50}，可测定最大耐受量(MTD)。MTD 指动物能够耐受的而不引起动物死亡的最高剂量。

【器材】　小鼠灌胃器,烧杯,天平。

【药物】　生理盐水。

【动物】　(20 ± 2)g 小鼠,雌雄各半。

【方法】　取禁食 4～16h 的小鼠 20 只,雌雄各半,按药物最大允许浓度和小鼠最大允许容量给小鼠灌胃给药 1 次,连续观察 7～14 天,记录小鼠给药后外观、行为、饮食、分泌物、排泄物等的变化,每周记录体重 1 次。

【结果】　若 14 天内未见任何动物死亡,则 MTD 可写成大于××g/kg 剂量;若仅有个别动物死亡,则宜写成 LD_{50} 大于××g/kg 剂量。

【注意点】　小鼠最大耐受剂量为 0.4mL/10g,最多不超过 1.0mL/只。给药浓度根据药物的理化性质,以能顺利通过灌胃器针头为度。当注射给药尤其是静脉注射时,一般还要求 pH 和渗透压在可忍受范围之内,注射速度控制在 10～20s。

【思考题】　什么叫 MTD? 何种情况下需做 MTD 试验?

实验三　过敏性实验

【目的】　掌握致敏的方法及评价疗效的标准。

【原理】　当制剂中某些物质以抗原或半抗原初次进入机体时,抗原与抗体结合形成抗原抗体复合物,导致机体组织细胞损伤。肥大细胞释放组胺等物质,造成动物局部水肿,出现竖毛、咳嗽或呼吸困难、抽搐,甚至休克、死亡。

【器材】　1mL、5mL 注射器,酒精棉球。

【药物】　人血白蛋白溶液,生理盐水。

【动物】　豚鼠 12 只。

【方法】　取体重为 250～350g 的健康豚鼠 12 只,随机分成两组。一组隔日腹腔注射 10% 人血白蛋白溶液 0.5mL/只,另一组隔日腹腔注射生理盐水 0.5mL/只作为对照,连续 3 次,分别于首次注射后第 14 天和第 21 天,两组各取 3 只豚鼠分别静脉注射 10% 人血白蛋白溶液和生理盐水 2.0mL/只,观察注射后 30min 内豚鼠是否出现抓鼻、咳嗽、喷嚏、颤抖、竖毛、呼吸困难、抽搐、大小便失禁、休克和死亡等现象,评价并记录过敏反应级数(表 5-3-1)。

表 5-3-1　反应级数评价依据

过敏反应级数	过敏反应症状
0	无明显反应
1	只有轻微抓鼻、颤抖或竖毛
2	有几次连续咳嗽,有抓鼻、颤抖或竖毛
3	多次或连续咳嗽,伴有呼吸困难或痉挛、抽搐等
4	痉挛、抽搐、大小便失禁、休克死亡

【结果】　填入表 5-3-2 中。

表 5-3-2　实验结果

组别	1							2						
豚鼠号	体重	致敏日期			激发日期	反应现象	反应级数	体重	致敏日期			激发日期	反应现象	反应级数
		第1次	第2次	第3次					第1次	第2次	第3次			
1														
2														
3														
4														
5														
6														
结论														

【注意点】

1. 首次注射人血白蛋白后,如果发现有过敏反应,应取健康未致敏豚鼠 2 只,自静脉注射受试物 2mL,观察有无由于药物作用引起的类似过敏反应症状,以供结果判断时参考。

2. 做过敏试验后的豚鼠不能再做过敏试验用。

3. 激发时室温不应低于 18℃。

【思考题】 建立过敏模型采用的方法是什么? 为什么?

实验四　刺激性试验

【目的】　掌握刺激性试验方法及刺激反应评判指标。

【原理】　药物的刺激性试验,是将药物用于局部组织,观察其对组织是否引起红肿、出血、变性和坏死等刺激症状,作为观察毒性和选择合理给药方法时的参考。

【器材】　注射器,剪刀,镊子,酒精棉球,兔固定箱。

【药物】　1‰酒石酸锑钾溶液,生理盐水。

【动物】　家兔。

【方法】　取健康家兔2只,剪去后肢外侧兔毛,用酒精将皮肤消毒后,分别于一侧后肢的股四头肌处注射1‰酒石酸锑钾溶液2mL,另一侧后肢对应部位的股四头肌处注射等体积的灭菌生理盐水作为对照。给药48h后,由耳缘静脉注入空气将家兔处死,解剖取出股四头肌,纵向切开,观察注射部位的刺激反应,评价并记录刺激反应强度(表5-4-1)。

表 5-4-1　反应级数评价依据

反应级数	刺激反应现象
0	无明显变化
1	轻度充血,范围在 0.5cm×1.0cm 以下
2	中度充血,范围在 0.5cm×1.0cm 以上
3	重度充血,伴肌肉变性
4	肌肉坏死,有褐色变性
5	广泛性坏死

【结果】　填入表5-4-2中。

表 5-4-2　实验结果

兔号	给药部位	药物	结果	反应级数
甲兔				
乙兔				

【注意点】

1.剪毛时勿损伤皮肤。注射部位及所用注射器、针头一律要消毒,严防感染。

2.注射部位、角度、深度很重要。将家兔膝关节弯曲,从膝关节正上方约2cm处进针,角度以 30°~45° 为宜,插入约 3~4cm,针尖距皮肤垂直深约 1.5cm,勿注入肌鞘内。

【思考题】　刺激性试验的适用范围是什么?

实验五　溶血性试验

【目的】　掌握心脏取血方法,观察药物对血液的影响。

【原理】　本试验是考察注射剂,特别是供静脉注射的供试品。取一定量加到2%兔血生理盐水混悬液中,观察有无溶血和凝集等反应,作为注射剂安全检查指标之一。

【器材】　烧杯,试管,试管架,竹签,吸管,恒温水浴槽,离心机,分光光度计。

【药物】　供试品(适当的中草药注射剂),生理盐水,蒸馏水。

【动物】　家兔。

【方法】　取家兔1只,颈动脉放血约10mL,置洁净烧杯中,用竹签搅拌除去纤维蛋白原,加入等量生理盐水,摇匀,2000r/min离心10min,倾去上清液,再加入血细胞比容5倍量的生理盐水,摇匀,离心,倾去上清液,如此反复用生理盐水洗至上清液不显红色后,取2000r/min压积兔红细胞1mL,加生理盐水混悬液至50mL(2%兔红细胞生理盐水混悬液)供试验用。

取洁净试管7支,按表5-5-1顺序加入各种溶液;将各试管轻轻摇匀,置37℃恒温水浴槽中,观察并记录0.5h、1h、2h、3h后的结果;实验结束时,各试管2000r/min离心10min,取上清液在550nm处比色,以生理盐水管上清液为空白,蒸馏水管上清液作为100%溶血,计算各试管的溶血率。

表 5-5-1　实验步骤

试管编号	1	2	3	4	5	6	7
2%兔红细胞混悬液	2.5	2.5	2.5	2.5	2.5	2.5	2.5
生理盐水	2.4	2.3	2.2	2.1	2.0	2.5	0
蒸馏水	0	0	0	0	0	0	2.5
供试品	0.1	0.2	0.3	0.4	0.5	0	0

【结果】　填入表5-5-2中。

表 5-5-2　实验结果

试管号		1	2	3	4	5	6	7
温浴时间	0.5h							
	1h							
	2h							
	3h							
溶血率(%)								

　　【注意点】　实验中温度和观察时间,对某些注射剂的溶血试验有影响,故统一在37℃条件下,观察 1h 的结果为准。

　　【思考题】　什么情况下会出现溶血?

实验六　热原检查

【目的】　掌握热原检查的方法及药物对体温的影响。

【原理】　本试验是将一定量的供试品,静脉注射入家兔体内,在规定时间内观察家兔体温升高的情况,以判断中药注射剂供试品中所含热原的限度是否符合规定。

【器材】　注射器,酒精棉球,兔固定箱,电脑热原测温仪。

【药物】　供试品,生理盐水,液体石蜡。

【动物】　家兔(体重 1.7～3.0kg,雌兔应无孕)。

【方法】

1.测试前的准备:在做热原检查前 1～2 日,供试家兔应尽可能处在同一温度的环境中,凡未经使用于热原检查的家兔,应在试验前 7 天内预测体温,进行挑选。于停食 2～3h 后固定,用电脑热原测温仪每隔 1h 测量体温 1 次,共测 4 次,若 4 次体温均在 38～39.6℃ 范围内,且最高最低体温的差数不超过 0.4℃ 的家兔方可供试验用。

试验用的注射器、针头以及一切与供试品溶液接触的器皿,应置 250℃ 的烘箱内加热 30min 或在 180℃ 的烘箱内加热 2h,除去热原;或使用一次性注射器。

2.检查法:试验当日家兔停食 2h 并固定于兔固定箱内稳定 1h 以上,用电脑热原测温仪每隔 30min 测定体温一次,选择体温在 38～39.6℃,末两次体温之差不超过 0.2℃,且各兔间温差不超过 1℃ 的家兔 3 只,以末两次测得的体温平均值作为该兔的正常体温。在测定正常体温后的 15min 内,自耳缘静脉缓慢注入预热到 38℃ 的供试品溶液 10mL/kg,注射后每隔 30min 测定体温 1 次,共 3h,以给药后测得的体温中最高的 1 次减去正常体温,即为该兔体温的升高度数。

【结果】　填入表 5-6-1 中。

【结果判断】

1.在 3 只家兔中,如果体温升高均在 0.6℃ 以下,并且 3 只家兔的体温升高总和在 1.4℃ 以下,即可认为供试品热原检查合格。如 3 只家兔中仅有 1 只体温升高 0.6℃ 或 0.6℃ 以上,或 3 只家兔体温升高均在 0.6℃ 以下,但总数达 1.4℃ 或 1.4℃ 以上,应另取 5 家兔复试,复试时,在 5 只家兔中,体温升高 0.6℃ 或 0.6℃ 以上的兔数不超过 1 只,并初复试合并 8 只家兔的体温升高总数不超过 3.5℃ 时,均应认为供试品热原检查符合规定。

2.在初试 3 只家兔中体温升高 0.6℃ 或 0.6℃ 以上家兔数超过 1 只时,或在复试的 5 只家兔中体温升高 0.6℃ 或 0.6℃ 以上家兔数超过 1 只,或在初复试合并 8 只家兔的体温升高总数超过 3.5℃ 时,均可认为供试品热原检查不符合规定。

【注意点】

1.热原检查法是一种绝对方法,没有标准品同时进行实验对照,是以规定动物发热反应的程度来判断的。而影响动物体温变化的因素又较多,因此必须严格按照要求的实验条件进行实验。

2.测温时温度计插入肛门的深度和时间各兔应相同。

表 5-6-1　实验结果

检查日期		室温(℃)			检查者	
供试品名称		性状及含量			批号	
兔号	1	2	3	4	5	
体重						
第 1 次测温						
第 2 次测温						
平均体温						
注射供试品时间						
第 1 次测温						
第 2 次测温						
第 3 次测温						
第 4 次测温						
第 5 次测温						
第 6 次测温						
最高升温值						
检查结论						

【评价】　本方法操作简单,判断标准明确,结论清楚。但实验中干扰因素较多,必须严格控制方法中要求的各种条件,否则容易出现假阳性或假阴性。

【思考题】　热原检查为什么最好选用家兔?

第六部分
抗生素药物实验

抗菌研究方法很多,概括起来主要包括体外和体内实验两类。在实际工作中确定一个药物有无抗菌作用,可在这两类方法中任选。

一、体外实验

1. 连续稀释试验(二倍稀释法)

实验在试管内进行,用肉汤将药物稀释成各种浓度,然后各管内接种等量的供试菌,置 37℃孵箱培养 18～24h,观察各管内细菌生长情况,以判断该药的抑菌强度。本法是抗菌最常用的方法,能较准确地测得药物抗菌力的大小。

2. 扩散试验(平皿法)

将供试菌先接种在琼脂表面,再挖小孔或放置铜圈,并在孔内加入一定量的药物,药液即向周围培养基扩散,置培养箱培养 18～24h,若有抗菌作用即在小孔周围形成抑菌圈,以抑菌圈直径的大小来判断药物抗菌力的强弱。具体方法很多,有平皿打孔法、泡沫海绵栓子法、管碟法、贴纸片法、挖沟法、画线法等。本法操作简便,是常用的方法之一。此外还用挥发性物质的熏蒸试验法和氯化三苯四氮唑(TTC)快速试验法等测定药物的抗菌力。

二、体内实验

本法是先在正常动物体内注入一定量的菌液或毒素造成一定的感染模型,然后治疗观察药物抗感染的效果。

实验一　磺胺类药物的溶解度试验

【目的】　观察溶液 pH 对磺胺类药物溶解度的影响。

【原理】　磺胺类药物在酸性环境和碱性环境中的溶解度不同。

【器材】　10mL 试管,10mL 量筒、试管架。

【药物】　1mol/L 氢氧化钠溶液,0.25mol/L 盐酸溶液,磺胺嘧啶粉(SD 粉),广泛 pH 试纸。

【方法】　取 SD 粉 30mg 放入 10mL 试管中,加蒸馏水 2mL,1~2min 后观察能否溶解,并以 pH 试纸测试管中溶液的 pH 值。然后滴加 1mol/L 氢氧化钠溶液,随滴随摇,直至药物溶解为止,测试 pH 值。再慢慢滴加 0.25mol/L 盐酸溶液,随滴随摇,可见溶液逐渐变浑浊,有絮状小片出现,此时再测其 pH 值。

【结果】　填入表 6-1-1 中。

表 6-1-1　实验结果

SD 粉	加蒸馏水	滴入 1mol/L NaOH 溶液	滴入 0.25mol/L HCl 溶液
溶解性			
pH 值			

【注意点】　注意滴加 NaOH 和 HCl 用量的准确性。

【思考题】　磺胺类药物的溶解性和临床用药有何关系? 肾小管内磺胺结晶的形成与尿液 pH 值的关系如何?

实验二 青霉素的抗菌作用

【目的】 学习体外抗菌的试管二倍稀释法,并观察青霉素的抗菌作用。

【原理】 青霉素为广谱抗菌药,将金黄色葡萄球菌在体外培养,观察青霉素抑制其生长的作用,从而可阐明药物消灭病菌,治疗疾病的机制。

【器材】 孵箱,灭菌小试管,试管架,吸管,灭菌小棉签,小镊子,灭菌牛肉汤。

【药物】 青霉素注射剂配成 1280U/mL。

【方法】

1. 牛肉汤液体培养基的制备:称取牛肉膏 0.3g、蛋白胨 1.0g、氯化钠 0.5g,放入烧杯内,加少量蒸馏水加热熔化后,再加入蒸馏水至 100mL,然后用 20g/dL 的氢氧化钠溶液调节 pH 至 6.9~7.0(适用于金黄色葡萄球菌等培养)。用三角烧瓶包装好,以 103.4kPa 的压强灭菌 20min。

2. 取灭菌小试管 10 支并编号,按 1~10 的编号顺序排列于试管架,按无菌操作要求分别加入牛肉汤 0.5mL。用吸管吸取 0.5mL 放入第 1 管,并反复吹匀。从第 1 管吸取 0.5mL 放入第 2 管,同样吹匀后吸出 0.5mL 放入第 3 管。依此法逐管进行稀释至第 9 管。第 10 管不加药液作为对照管。各管均加入培养 18h 并用牛肉膏汤稀释至 10^{-4} 的金黄色葡萄球菌菌液 0.5mL(每毫升约含 $10^5 \sim 10^6$ 个细菌),放入 37℃孵箱孵育 24h 后,观察细菌生长情况,细菌不生长的最低浓度为青霉素对金黄色葡萄球菌的最低抑菌浓度(MIC)。

【结果】 填入表 6-2-1 中。

表 6-2-1　实验结果

管号	1	2	3	4	5	6	7	8	9	10
稀释倍数	1	1/2	1/4	1/8	1/16	1/32	1/64	1/128	1/256	0
稀释浓度										
有无浑浊										

【注意点】 注意培养基制备过程中的顺序。

【思考题】 以青霉素为例,比较抗菌类药物的抗菌谱和对金黄色葡萄球菌的抗菌作用强度。

实验三　庆大霉素对金黄色葡萄球菌感染小鼠的影响

【目的】　学习药物的体内抗菌实验方法,并观察庆大霉素的抗感染效应。

【原理】　给小鼠腹腔注射金黄色葡萄球菌或其他细菌,造成动物感染。以动物的死亡率作为指标,可观察药物有无对抗感染和保护动物,减少死亡率的作用。

【器材】　灭菌试管,试管架,吸管,培养皿,注射器,灭菌牛肉膏汤。

【药物】　庆大霉素 1280U/mL。

【动物】　小鼠。

【方法】

1.菌液的制备:将保存的金黄色葡萄球菌接种于牛肉膏汤培养基中,37℃下培养 16～18h,用平皿表面计数法(附一)测定试验感染用的活菌数(如条件一致,则不必每次测定)。将上述菌液用生理盐水以 10 倍顺序稀释成 10^{-1}、10^{-2}、10^{-3}……不同浓度;再取此不同浓度的菌液 1mL 加 5g/mL 胃膜素悬液(附二)9mL,即制成浓度为 10^{-2}、10^{-3}、10^{-4}……的菌悬液备用(用胃膜素可使细菌毒力增强)。

2.预试:将不同浓度的菌悬液分别腹腔注射于 3～5 只小鼠,每只 0.5mL,观察其死亡情况。正式实验时选用最小致死量,即感染后引起小鼠 80%～100% 死亡的菌液浓度进行。常用病菌的参考用量见表 6-3-1。

表 6-3-1　常用病菌的参考用量

菌株	感染浓度(胃膜素稀释后)		死亡时间(h)
金黄色葡萄球菌	10^{-2}	10^{-3}	24
痢疾杆菌		10^{-1}	24
大肠杆菌	10^{-3}	10^{-4}	24
变形杆菌	10^{-4}	10^{-5}	24～48
绿脓杆菌	10^{-3}	10^{-5}	48～72
肺炎球菌	不稀释		24～48
链球菌	不稀释		24～48

3.实验治疗:取小鼠 15 只,按体重和性别随机分为 3 组,每组 5 只。用预试中选定并适当稀释的菌悬液每鼠腹腔注射 0.1mL 以感染各组小鼠。第 1、2 组于感染的同时及感染后每日 2～3 次注射庆大霉素 0.2mL/10g,第 3 组作为空白对照组,注射等量的生理盐水。连续观察 2～3 天,将各组动物死亡情况填入表 6-3-2 中。

【结果】 填入表 6-3-2 中。

表 6-3-2 庆大霉素对金黄色葡萄球菌感染小鼠的影响

组别	动物数(只)	动物死亡数(只)
高	5	
低	5	
空白	5	

【注意点】 注意细菌数测定的准确性。

【思考题】 试比较不同剂量庆大霉素抗感染力。

附一 活菌测定法

将培养基的菌悬液,依 10 倍顺序稀释至浓度为 10^{-1}、10^{-2}、10^{-3}、…、10^{-8}(即以 9mL 无菌生理盐水加 1mL 菌悬液为 10^{-1},依次类推)。选取适当浓度的菌悬液 0.1mL 放在牛肉膏汤琼脂平板上,轻轻推开菌液,注意不要碰到平皿边缘,以免影响计数。共制作三个平板,都放入 37℃孵箱,培养 18～20h 后计算菌群数(平皿玻璃盖可换为能吸水的瓦盖)。挑选生长了 30～300 个菌落的平板数。一般取两个平板的平板数进行计算。根据细菌稀释浓度(一般为 10^{-4}、10^{-5}、10^{-6}、10^{-7})算出每毫升菌液的活菌数。例如,10^{-6}两个平板上生长菌落数为 68 和 70 个,平均为 69/0.1mL,即每毫升有活菌数 $690×10^{-6}$个。

附二 5g/mL 胃膜素悬液的配制

称取胃膜素 5g,放于研钵内,加少量生理盐水研磨,边研边加水,最后至 100mL,给予 44.5N 加压灭菌 10min 即可。临用时调整其 pH 为中性。

实验四　血液和肝组织中磺胺类药物浓度的测定

【目的】　学习血液和肝组织中磺胺类药物浓度的测定方法。

【原理】　在苯环 4 位上有游离氨基的磺胺类药物都可在酸性溶液中与亚硝酸钠起反应，形成重氮盐。后者可在碱性溶液中与麝香草酚起反应，形成橙红色的偶氮化合物，然后利用光电比色法测定血液和组织中磺胺类药物的含量。

【器材】　1mL 注射器，小鼠灌胃针头，剪刀，镊子，匀浆器，小漏斗，量筒，刻度吸管，试管，试管架，滤纸，721 型分光光度计或光电比色计。

【药物】　10％磺胺异噁唑（SIZ）混悬液［或 10％磺胺嘧啶（SD）混悬液］，饱和草酸钾溶液，5％三氯醋酸溶液，0.5％亚硝酸钠溶液，以 20％氢氧化钠为溶剂配制的 0.5％麝香草酚溶液，生理盐水。

【动物】　小鼠（体重 25g 以上）2 只。

【方法】

1. 禁食 12h 的小鼠，编号，称重。1 号鼠用 10％ SIZ 混悬液 0.2mL/10g（2.0g/kg）灌胃，2 号鼠用生理盐水 0.2mL/10g。

2. 给药后 60min，依次给两鼠摘除眼球（或断头），取血 0.2mL，加入预先置有 5％三氯醋酸溶液 7.8mL 的试管内，充分振摇，10min 后用滤纸过滤，取澄清的滤液标号待用。

3. 取血后立即将小鼠处死，从腹腔取出肝脏，称取肝组织 0.4g，放入匀浆器中，加 5％三氯醋酸溶液 4mL，进行研磨。将匀浆倒入 20mL 的量筒中。如发现匀浆器中尚有较大组织块，可再加 5％三氯醋酸溶液 2～3mL，继续研磨，该匀浆也倒入 20mL 的量筒中。最后用适量 5％三氯醋酸溶液冲洗匀浆器，洗液一起并入量筒中，使总量达到 16mL。将全部匀浆摇匀，放置 10min 后过滤，滤液标号待用。

4. 取 1、2 号鼠的血、肝组织滤液各 4.5mL，放置在已标号的试管中，加入 0.5％亚硝酸钠溶液 0.5mL，振摇并放置 2min 后再加入以 20％氢氧化钠为溶剂配制的 0.5％麝香草酚溶液 1mL，摇匀。显色后用 721 型分光光度计或光电比色计，选用 540nm 或 520nm 波长滤光片进行比色。测定 1 号鼠的各种样品时均以 2 号鼠的相应样品作对照管（如测定 1 号鼠的血液样品管时，先将 2 号鼠的血液样品管推入光道，把光密度调节到 0，然后将 1 号鼠的血液样品管推入光道，读取光密度），得到光密度读数后从标准曲线上查出样品中游离磺胺类药物的浓度（mg％）。

5. 标准曲线的制备：取试管 8 支，编号后每管加 5％三氯醋酸溶液 7.8mL，再依次在 1～7 管各加 100mg％、80mg％、60mg％、40mg％、20mg％、10mg％、5mg％ 的 SIZ 溶液 0.2mL，第 8 管加蒸馏水 0.2mL，摇匀。从每管中取液体 4.5mL，分别移于另外 8 支试管中，按 4 项中所述步骤加入试液，摇匀，作比色测定。以第 8 管作为空白对照，读取其他各管的光密度。在方格纸上以光密度（D）为纵坐标，药物浓度（mg％）为横坐标，画出 SIZ 的比色测定标准曲线。

【结果】　填入表 6-4-1 中。

表 6-4-1　实验结果

动物	体重	药物及剂量	给药途径	取样时间	材料	浓度(mg%)
小鼠					血	
					肝脏	

【注意点】

1. 血和肝组织匀浆经三氯醋酸沉淀过滤时,滤液必须澄清,才能用来测定,如果不清,应重复过滤。

2. 每次加入的试剂体积必须准确,充分摇匀后才可加入下一种试剂。

【思考题】　联系本次实验结果,试讨论 SIZ(或 SD)的体内代谢过程特点。

实验五 利福平高效液相色谱测定法

【目的】 学习血液中利福平浓度的测定方法。

【原理】 采用反相高效液相色谱法可同时测定血浆中利福平及其代谢物 25-对乙酰利福平在血液中的含量。

【器材】 Waters C8 Bondapak 不锈钢柱($10\mu m$,$250mm \times 4.6mm$)和 C8 不锈钢预柱($30\mu m$,$50mm \times 4.6mm$)。Waters 公司高效液相色谱仪。

【药物】 利福平,25-对乙酰利福平,对甲氨基苯甲酸(PMAB,内标)磷酸二氢钾,甲醇,维生素 C,二氯甲烷,乙醚,盐酸等均为分析纯。

【方法】

1. 测定条件:Waters C8 Bondapak 不锈钢柱($10\mu m$,$250mm \times 4.6mm$)和 C8 不锈钢预柱($30\mu m$,$50mm \times 4.6mm$)。柱温(25 ± 1)℃,流动相为乙腈和 pH 为 4.2 的 10mmol/L KH_2PO_4 溶液(4∶6,V/V),流速为 1.5mL/min,紫外检测波长为 25nm。

2. 测定步骤:取动物血浆 0.2mL,加入内标 PMAB 1.5ng(100g/L),取 $15\mu L$,加入 $200\mu L$ 甲醇沉淀蛋白,然后加入 1mL 含 2%维生素 C 作为抗氧化剂的 1mol/L 磷酸盐缓冲液(pH4.2)。用 8.5mL 的二氯甲烷与乙醚(3∶2)混合溶液振摇提取 15min,再在 2500r/min 下离心 10min,移出有机液层放于试管内,并置于 38℃水浴中通入氮气挥干。残渣用 $75\mu L$ 甲醇溶解,旋涡振摇 30s。取 $10\mu L$ 进样于 HPLC 检测。

3. 标准曲线制备:取血浆 0.2mL 5 份置于试管中,分别加入药物使其中含利福平的量为 2mg/L、4mg/L、6mg/L、8mg/L;25-对乙酰利福平为 1mg/L、2mg/L、3mg/L、4mg/L、5mg/L。每份再加入 1.5mg/L 的 PMAB。随后按上述步骤进行测定。

4. 回收试验:取含 5mg/L 的 25-对乙酰利福平和 10mg/L 的利福平血浆样品,按上述步骤测定。另取含同样量药品的甲醇溶液直接测定,两者得出的峰高比应基本一致。

5. 样品测定:取血 0.5mL,在 1500r/min 下离心 15min 分离出血浆,按测定步骤检测。对照标准曲线求得血中利福平及其代谢产物 25-对乙酰利福平的浓度。

【注意点】

1. 流动相乙腈应重蒸馏一次,也可使用色谱纯。应用双蒸馏水。

2. 血中或其他生物样品中蛋白质应去除干净。样品进样前最好用专用过滤器过滤,以免堵塞柱子。

3. 每次测定结束,应用一定量蒸馏水流入柱内冲洗,随后再用甲醇清洗。

4. 本法也适用于其他生物样品中药物含量测定。

【思考题】 利福平的作用是什么?其机制是什么?

第七部分
抗肿瘤药物实验

实验一　动物移植性肿瘤实验法

【目的】　通过该法进行相关移植性肿瘤接种的成功率达100％。在同一时间内,通过观察动物的一般状况、体重变化及死亡率,可以判断在动物耐受剂量下,药物是否有明显的抑制肿瘤生长的作用,其结果可为预测抗癌药物临床疗效提供有意义的实验根据。

【原理】　利用肿瘤动物瘤体的肿瘤细胞,对其进行制备,使其能在动物身上进行传代。

【材料与方法】

一、动物的选择

移植性肿瘤常用的实验动物为小鼠、大鼠和豚鼠。根据肿瘤的要求选用近交系、远交系或杂交第一代(F1),一般雌雄皆可,但研究乳癌、卵巢癌、宫颈癌等必须用雌性动物。根据《实验动物管理条例》通常使用的啮齿类动物为:二级,即清洁级动物(cleaning animal),在恒温、恒湿及空气过滤十万级的环境下饲养和实验;三级,即无特定病原体动物(specific pathogen free animal,SPF)。该类动物采取比较简易的饲养办法就能得到,只要在清洁级环境中设置一台层流架即可,然后再喂以全价营养颗粒饲料,一般进行2～3天的适应性饲养,即可供实验使用。

二、肿瘤的移植

1.无菌操作:一般在接种罩、层流室内进行。对实体瘤取材时要用灭菌外科手术器械;对腹水瘤用灭菌针筒针头抽取。接种部位一般在右前肢腋下;肌肉型接种在大腿肌肉部;腹水型接种于腹腔内。

2.瘤块制备:一般时间在接种后7～10天,取肿瘤生长旺盛且无溃疡而动物健康状况较好的瘤源动物,颈椎脱臼,固定于蜡板上,用碘酊、酒精消毒操作部位皮肤。切取瘤组织放在无菌平皿内,剪成2～3mm的小块。平皿内放少许消毒的生理盐水、缓冲液或其他营养液,以保存瘤块,平皿应置于冰上。取材后一般应在30min内接种完毕。

3.瘤细胞悬液的制备:将上述所取瘤块剪成小块,用玻璃组织匀浆器研磨,磨匀后放入无菌容器内,加生理盐水适量稀释制成1:3～1:4的瘤组织悬液。容器置冰上,每次应用时应均匀吸取0.2mL,整个操作应在30min内完成。

4.腹水型肿瘤悬液的制备:

(1)抽取腹水:选择瘤源动物,常规消毒后抽取腹水,放入无菌容器内,置冰块上保存。另取少量腹水,置于加有肝素的干试管内,作为观察细胞形态及细胞计数用。计数瘤细胞应≥95％。

(2)细胞计数:置于肝素管内的细胞,用生理盐水稀释10倍及100倍;取稀释液0.9mL,加台盼蓝(0.2%台盼蓝生理盐水液)0.1mL,混匀。用白细胞计数法计量细胞总数,同时计算受感染的死细胞数。因瘤细胞死亡后,细胞膜的通透性改变,所以细胞可被台盼蓝染成蓝色。

(3)接种:腹水用无菌生理盐水(NS)或含葡萄糖(GS)的平衡盐水(如 Hanks 液、Gey 液、洛氏液、Earle 液等)稀释成适当的浓度,作腹腔注射,每鼠注入 0.1~0.2mL。整个操作应在 60min 内完成。

5.白细胞株的接种:腹水型细胞(如 P_{388} 及 L_{1210})接种法同腹水型肿瘤接种法。L_{615} 小鼠白血病的接种方法如下:取接种 6 天后的 L_{615} 小鼠常规处死,剪取脾一小块放置玻璃组织匀浆器内,加少量无菌生理盐水(NS)制成组织悬液,稀释至 8~9mL,取出一定量加 0.2%台盼蓝生理盐水,计每毫升悬液的活细胞数。根据活细胞数值调整稀释液(台盼蓝最终浓度为 0.02%)得到 4×10^7/mL,接种于 L_{615} 小鼠皮下,细胞悬液 0.1~0.2mL。

三、待筛选药物的给药途径、剂量及动物分组

化学合成药、抗生素、植物药、中药复方通常用腹腔注射(ip)、皮下注射(sc)、灌胃(ig)给药,其他途径有肌内注射(im)、静脉注射(iv)等。疗程 7~10 天,可每天 1 次或数次。

剂量的选择:如有 LD_{50} 资料可供参考时,一般一日量可用 1/5~1/3 的 LD_{50} 剂量,否则可选择相差 1~3 倍的 2~3 个剂量组,给小鼠注射 1~3 次,每剂量组 2~3 只,观察 1 周。若两组动物全部死亡,则减半(或更多)再试。若仍全部死亡,则再继续减量,直至在一组中有一只以上动物存活。如开始选用的剂量动物都不死,则剂量增大一倍(或更多)再试,直至有动物死亡或体重明显减轻时为止。然后取上述部分死亡剂量的 1/5~1/3 或 1/10 为一次治疗剂量。对化学合成药或植物药在没有 LD_{50} 资料时,也可选用 500mg/kg 或适当剂量;同类型的化学合成物可参照已知临床使用剂量的药物,以相对分子质量作比较。疗程结束时,若动物死亡少于 34%,且无抗肿瘤作用,则认为该药没有继续试验的价值;如动物死亡超过 34%,则可按表 7-1-1 所示剂量再试。

表 7-1-1 确定动物剂量简表

动物死亡百分数(%)	下一步试验剂量
0~34	不变
35~75	乘以 0.5
76~100	乘以 0.25
100(24h 内)	乘以 0.2

有些药物致死量不变,亦可取最大浓度药液之最大允许体积进行注射或灌胃。小鼠腹腔注射一般为 0.2~0.5mL,最大量 1.0mL;大鼠腹腔注射一般为 0.5~1mL,最大量 3.0mL。灌胃时小鼠为 0.2~0.8mL,大鼠为 1~3mL。皮下注射与 ip 相等。如中草药类样品,投药剂量超过以上范围时,可采用多点给药或分次给药,以保证药物吸收。以上每次实验,每组动物数 8~10 只小鼠;对照组按以下公式确定动物数:

对照组鼠数＝试验组鼠数×组数

动物分组：动物分组应根据随机数进行。每组小鼠平均体重相差不大于 1g，大鼠平均体重相差不大于 5g。Freireich 等人认为细胞毒类药物对小鼠 LD_{10} 可作为治疗移植性肿瘤最大耐受量的参数。

四、抗癌药物动物疗效评价

1. 实体瘤疗效评价：常用瘤重抑制率评价实体瘤疗效，计算公式如下：

$$瘤重抑制率/\% = (-T/C) \times 100$$

式中：T 为治疗组平均瘤重；C 为对照组平均瘤重。

若中草药抑制率$>40\%$，则需继续重复 3 次。若疗效稳定，则评定此药物有一定疗效。

2. 腹水型肿瘤疗效评价：治疗组观察时间一般为 30～60 天（生存超过此时限者，仍按 30 天或 60 天计算），分别记录对照组和治疗组的平均生存时间，按下列公式计算生命延长率：

$$生命延长率/\% = (T/C - 1) \times 100$$

非腹腔给药时生命延长率$>50\%$，或腹腔给药时生命延长率$>75\%$，经统计学处理有显著差异时需重复 3 次。若疗效稳定，则评定此药物有一定疗效。序贯试验的治疗瘤重/对照瘤重比值见表 7-1-2 所示。

表 7-1-2　序贯试验的治疗瘤重/对照瘤重比值(T/C)

	化学合成药		天然植物药	
	放弃	继续	放弃	继续
第一次试验(T/C)	>0.54	<0.54	>0.45	<0.45
第二次试验(T/C)	乘积>0.2	乘积<0.2	乘积>0.2	乘积<0.2
第三次试验(T/C)	乘积>0.08	乘积<0.08		

注："乘积"是指上一次结果乘以这一次结果，如第二次试验就是第一次试验的结果乘以第一次试验的结果，余类推。

五、瘤株的选择

1. 筛选细胞毒类药物时可选用肉瘤 S_{180} 腹水型或实体型、Ehrlich 癌腹水型或实体型、肝癌 Hep 腹水型或实体型 H_{22}、Lewis 肺癌 LL、白血病 L_{1210} 和 P_{388}、黑色素瘤 B_{16}、肉瘤 S_{37}、肺癌 C_{26} 和 C_{38} 及 Walker 癌肉瘤等。

2. 从天然药产品中寻找新抗癌药物可选用 S_{180} 实体瘤、Lewis 肺癌、白血病 L_{1210} 和 P_{388}、黑色素瘤 B_{16}、肝癌腹水型或实体型、HepA 或 S、肺癌 C_{26} 和 C_{38}、子宫颈癌 U_{14}、白血病 L_{615} 及互克肉瘤 W_{256}。

【注意点】　注意肿瘤细胞在传代时的细胞计数。

【思考题】　怎么制备瘤细胞混悬液？

实验二　诱发性动物肿瘤实验法

【目的】　因人类癌症发病原因中 80％～90％与环境中的化学物质刺激有关,因此本实验仅介绍化学物质诱癌法。

【原理】　利用某特定脏器能选择性地集中高浓度的致癌物,使在一定条件下,通过动物实验制成与人体癌相似的癌肿模型。多数致癌物在动物体内经代谢转化成最终致癌物;少数化学物质本身有致癌性。

【材料与方法】

一、肝癌造模

【方法】　用二乙基亚硝胺(DENA)诱发大鼠肝癌:取 120g 左右 Wistar 大鼠,以含 100mg/L DENA 的饮水喂养,36 周后得原发性肝癌,在带瘤鼠血清中可测得甲胎蛋白 (AFP),可用酶标法。

【评价】　可称取肿瘤重量或测量肿瘤大小,以肿瘤抑制百分率(％)表示。也可观察动物生存时间,以生命延长率(％)表示。同时可测带瘤鼠血清中 AFP 变化。

二、胃癌造模

【方法】　用二乙基亚硝基胍(ENNG)诱发狗胃癌:用出生 120 天的杂种狗,以含 2％吐温的 ENNG 溶液 250mL(150mg/L)混于颗粒饲料中喂养,一日 2 次,共 8 个月。然后以普通饲料喂养。在给 ENNG 约 200 天后狗产生胃腺癌,几乎 100％致癌。此法也可用小型猪造模形成猪胃癌。用甲基亚硝基胍(MNNG)诱发大鼠胃癌,经口投药诱发。

【评价】　对于狗胃癌,在实验过程中定期 X 线及纤维胃镜检查、黏膜活检、血清 CEA 测定进行评价。

三、乳癌造模

【方法】　二甲基苯蒽溶于麻油中喂雌大鼠,共 2 次,每次 20mg,间隔 30 天,则在 6 个月内 100％诱发乳癌。雌大鼠静注 N-亚硝基甲基脲 5mg/100g,4 个月后乳腺癌的发生率达 63％～100％,均为雌激素依赖性。

【评价】　对大鼠的乳腺癌疗效可测肿瘤重量或大小,以肿瘤抑制百分率(％)表示;也可观察生存时间,以生命延长率(％)表示。

四、肺腺癌造模

【方法】　苯并芘诱发肺腺癌,是其代谢活化产物与 DNA 分子作用引起 DNA 损伤。苯并芘对肺亲和力高,肺微粒体中芳香烃羟化酶(AHH)代谢高于肝 10 倍,易产生肺腺癌。

【操作步骤】

1. 取昆明种小鼠,体重 16~18g,每组 20 只,雌雄各半。

2. 一次 ip 苯并芘 100mg/kg(溶在玉米油或麻油中)

3. 用后 6 个月处死动物,取出肺,用 Boaim 液(饱和苦味酸 75mL、40％甲醛 25mL、冰醋酸 5mL)固定,24~48h 后观察结果,肺组织呈黄色,生瘤病灶呈白色表面隆起,可见数目。

4. 计数肺表面的瘤结节数,做病理检查。

【评价】　统计学处理被试药物有否减少结节数及其百分率。

五、肺鳞癌造模

【方法】　大鼠气管内灌注 3-甲基胆蒽(MCA)水悬液,可诱发大鼠肺鳞癌。

【操作步骤】

1. 致癌物甲基胆蒽的配制:以 0.1％的无菌明胶生理盐水配成 50mg/mL MCA 液,用超声振荡搅拌 30~60min,使 99％的甲基胆蒽颗粒直径小于 10μm。

2. 大鼠(Wistar 或 SD)体重 150~200g,雌雄各半,随机分成两个诱发组:I 组每周灌致癌物 1 次,每次 5mg/0.1mL,共 5 次,累积量 25mg/只。Ⅱ组每周灌注 1 次,每次 5mg/0.1mL,共 7 次,累积量为 35mg/只。

3. 大鼠先肌内注射(im)0.5％硫喷妥钠溶液 0.5mL(12.5mg/kg)作基础麻醉,同时肌注青霉素、链霉素各 2 万单位及 50mg/只,待动物处于早期麻醉状态时,再进行乙醚麻醉。将处于麻醉状态的动物置于 45°斜面的活性操作台上,用台面上端的固定线挂住动物上颌门牙,使动物自然卧于操作台斜面上。用鸭嘴镊将舌轻轻挖出,用弹性金属将舌根向腹侧轻轻上压,暴露喉头,在额镜下,趁动物吸气瞬间,将钝头注射针通过声门轻轻插至气管分叉处,注入致癌物。

4. 检查方法:从第一次灌注药物后,定期拍摄 X 线胸片,根据 X 线胸片结果,检查动物病变的发展情况。

最后处死动物,常规解剖,10％福尔马林溶液固定,石蜡切片 HE 染色镜检。

【评价】

1. 本实验所诱发的鳞癌,大部分为高分化的角化鳞癌,少数为低分化的无角化鳞状细胞癌。

2. 根据 Ridit 法统计学处理证明本法诱癌率达 93％左右。

3. 可以各组动物的诱癌率作为检测指标。

六、其他癌

1.大鼠可用亚硝基肌氨酸诱发食管/胃癌。

2.N,N'-二亚硝基哌嗪(N,N'-dinitrosopiperazine,DNP)诱发鼻咽癌/鼻腔癌/癌前变。

3.二甲基肼(dimethyl hydrazine,DMH)诱发大肠癌。

【注意点】

1.学生与教师共同制订一份动物移植性肿瘤实验方案,由一组同学做示范(示教式)。

2.学生与教师共同制订一份化学致癌动物实验方案,由一组同学做示范(示教式)。

【思考题】

1.简述动物移植性肿瘤的概念。

2.举例说明肺癌、肝癌、乳癌等移植性肿瘤动物的选择原则。

3.举例说明诱发动物肿瘤的常用化学物质,并说明与其相应的肿瘤模型。

第八部分
动物实验基本方法

一、实验动物的抓取固定方法

正确地抓取固定动物,是为了不损害动物健康,不影响观察指标,并防止被动物咬伤,保证实验顺利进行。抓取固定动物的方法依实验内容和动物种类而定。抓取固定动物前,必须对各种动物的一般习性有所了解;抓取固定时既要小心仔细,不能粗暴,又要大胆敏捷,确实达到正确抓取固定动物的目的。

(一)小鼠的抓取固定方法

小鼠温顺,一般不会咬人,抓取时先用右手抓住鼠尾提起,置于鼠笼内或实验台上向后拉,在其向前爬行时,用左手拇指和食指抓住小鼠的两耳和颈部皮肤[图 8-1(a)],将鼠体置于左手心中,把后肢拉直,以无名指按住鼠尾,小指按住后腿即可[图 8-1(b)]。有经验者可直接用左手小指钩起鼠尾,迅速以拇指和食指、中指捏住其耳和后颈背部皮肤亦可。这种在手中固定的方式,能进行实验动物的灌胃、皮下、肌肉和腹腔注射以及其他实验操作。如需进行解剖、手术、心脏采血和尾静脉注射,则需将小鼠作一定形式的固定:解剖、手术和心脏采血等均可使动物先取背卧位(必要时先行麻醉),再用大头针将鼠前后肢依次固定在蜡板上;进行尾静脉注射时,可用小鼠尾静脉注射架固定(图 8-2),根据动物大小选择合适的固定架,打开鼠筒盖,手提鼠尾,让动物头对准鼠筒口并送入筒内,调节鼠筒长短合适后,露出鼠尾,固定筒盖即可进行尾静脉注射或尾静脉采血等操作。

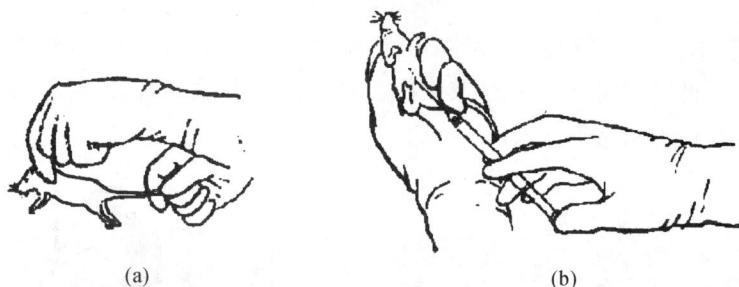

(a)   (b)

图 8-1 小鼠的抓取固定方法

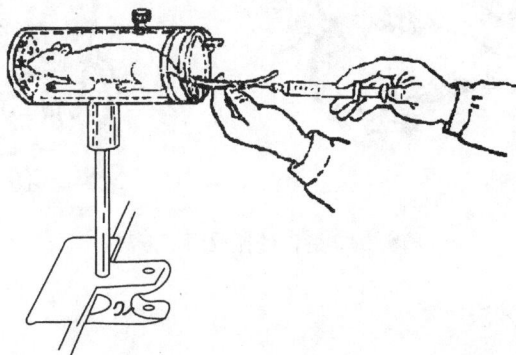

图 8-2 小鼠尾静脉注射方法

(二)大鼠的抓取固定方法

大鼠的抓取固定方法基本同小鼠,只不过大鼠比小鼠牙尖性猛,不宜用袭击方式抓取,否则会被咬伤手指;抓取时为避免咬伤,可戴上帆布手套。如果进行腹腔、肌肉、皮下等注射和灌胃时,同样可采用左手固定法,只要用拇指和食指捏住鼠耳,余下三指紧捏鼠背皮肤,置于左掌心中,这样右手即可进行各种实验操作。也可伸开左手之虎口,敏捷地从后一把抓住。若做手术或解剖等,则需事先麻醉或处死大鼠,然后用细棉线缚腿,背卧位绑在大鼠固定板上;尾静脉注射时的固定方法同小鼠(只需将固定架改为大鼠固定盒即可)。

(三)蛙类的抓取固定方法

蛙类抓取方法宜用左手将动物背部贴紧手掌固定,以中指、无名指、小指压住其左腹侧和后肢,拇指和食指分别压住左、右前肢,右手进行操作(图8-3)。

在抓取蟾蜍时,注意勿挤压其两侧耳部突起之毒腺,以免毒液射入眼中。

如需长时间观察,可破坏其脑脊髓(观察神经系统反应时不应破坏脑脊髓)或麻醉后用大头针固定在蛙板上。根据实验需要采取俯卧位或仰卧位固定。

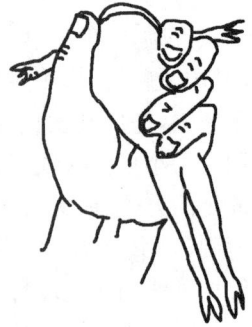

图8-3　蛙、蟾蜍抓取固定方法

(四)豚鼠的抓取固定方法

豚鼠较为胆小易惊,不宜强烈刺激和惊扰,所以在抓取时,必须稳、准和迅速。一般抓取方法是:先用手掌迅速扣住鼠背,抓住其肩胛上方,以拇指和食指环握颈部,另一只手托住臀部(图8-4)。固定的方式基本同大鼠。

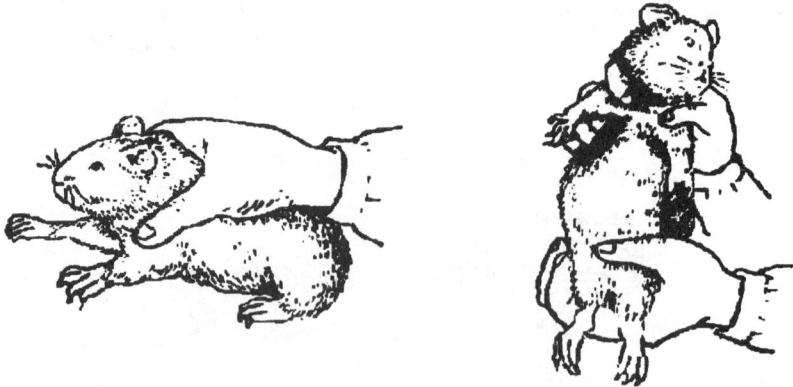

图8-4　豚鼠的抓取固定方法

(五)兔的抓取固定方法

1.抓取

实验家兔多数饲养在笼内,所以抓取较为方便,一般以右手抓住兔颈部的毛皮提起,然后左手托其臀部或腹部,让其体重的大部分集中在左手上(图8-5),这样就避免了在抓取过程中被动物损伤。不能采用抓双耳或抓提腹部的方法。

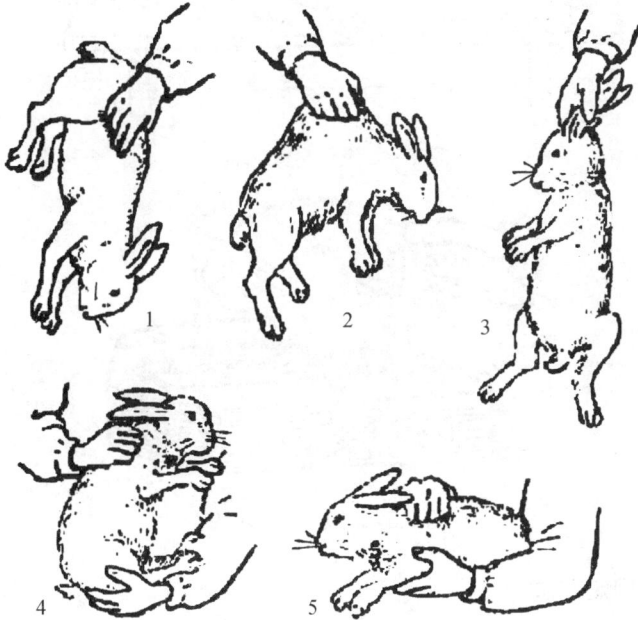

图8-5　家兔抓取方法

　　1、2、3均为不正确的抓取方法(1.可损伤两肾,2.可造成皮下出血,3.可损伤两耳);4、5为正确的抓取方法,颈后部的皮厚可以抓,并用手托兔体。

2.固定

　　一般将家兔的固定分为盒式、台式和马蹄形三种。盒式固定(图8-6),适用于兔耳采血、耳血管注射等情况;若做血压测量、呼吸等实验和手术时,则需将兔固定在兔台上(图8-7),四肢用粗棉绳活结绑住,拉直四肢,将绳绑在兔台四周的固定木块上,头以固定夹固定或用一根粗棉绳挑过兔门齿绑在兔台铁柱上;马蹄形固定(图8-8)多用于腰背部,尤其是颅脑部位的实验,固定时先剪去两侧眼眶下部的毛皮,暴露颧骨突起,调节固定器两端钉形金属棒,使其正好嵌在突起下方的凹处,然后在适当的高度固定金属棒。用马蹄形固定器可使兔呈背卧位和腹卧位,所以是研究中常采用的固定方法。

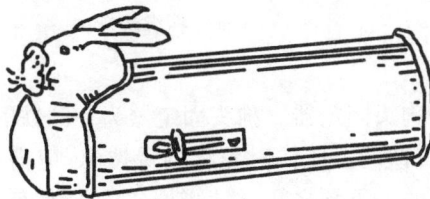

图8-6　家兔盒式固定法

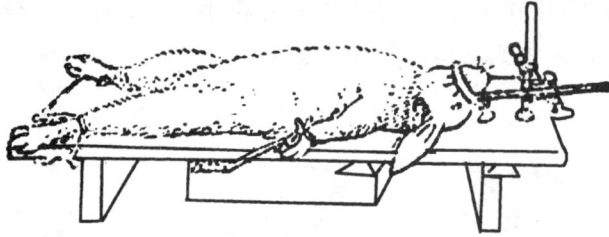

图 8-7　家兔台式固定法

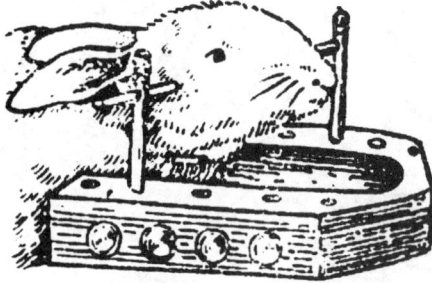

图 8-8　家兔马蹄形固定

(六)狗的抓取固定方法

未经训练用于急性实验的狗性凶恶,能咬人,因此进行实验时第一个步骤就是要绑住狗嘴。驯服的狗绑嘴时可从侧面靠近轻轻抚摸其颈背部皮毛,然后迅速用布带缚住其嘴。方法是用布带迅速兜住狗的下颌,绕到上颌打一个结,再绕回下颌下打第二个结,然后将布带引至头后颈项部打第三个结,并多系一个活结(以备麻醉后解脱)。注意:捆绑松紧度要适宜(图 8-9)。倘若此举不成,应用狗头钳夹住其颈部,将狗按倒在地,再绑其嘴。如实验需要静脉麻醉时,可先使动物麻醉后再移去狗头钳,解去绑嘴带,把动物放在实验台上,然后先固定头部,再固定四肢。

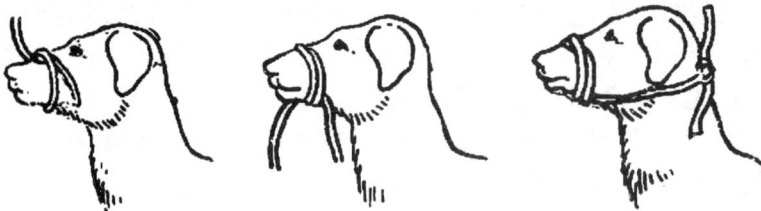

图 8-9　狗嘴捆绑法

1.头部固定

固定狗头需用一特制的狗头固定器。狗头固定器为一圆铁圈,圈的中央有一弓形铁,与棒螺丝相连,下面有一根平直铁闩。操作时先将狗舌拉出,把狗嘴插入固定器的铁圈内,再用平直铁闩横贯于犬齿后部的上下颌之间,然后向下旋转棒螺丝,使弓形铁逐渐下压在动物的下颌骨上,把铁柄固定在实验台的铁柱上即可。

2.四肢固定

如采取仰卧位,四肢固定方法与家兔相同。

二、实验动物编号标记方法

动物在实验前常常需要作适当的分组,此时就需要进行标记以区别。标记的方法很多,良好的标记方法应满足标号清晰、持久、简便、适用的要求。

常用的标记法有染色、耳缘剪孔、烙印、号牌等。

(一)颜料涂染

这种标记方法在实验室最常使用,也很方便。使用的颜料一般有 3％～5％苦味酸溶液(黄色)、2％硝酸银溶液(咖啡色)和 0.5％中性品红(红色)等。标记时用毛笔或棉签蘸取上述溶液,在动物体的不同部位涂上斑点,以示不同号码。编号的原则是:先左后右,从上到下。一般把涂在左前腿上的记为 1 号,左侧腹部记为 2 号,左后腿记为 3 号,头顶部记为 4号,腰背部记为 5 号,尾基部记为 6 号,右前腿记为 7 号,右侧腰部记为 8 号,右后腿记为 9号。若动物编号超过 10 或更大数字时,可使用上述两种颜色不同的溶液,即把一种颜色作为个位数,另一种颜色作为十位数,这种交互使用可编到 99 号,假设把红的记为十位数,黄色记为个位数,那么右后腿黄斑、头顶红斑表示是 49 号鼠(图 8-10),其余类推。

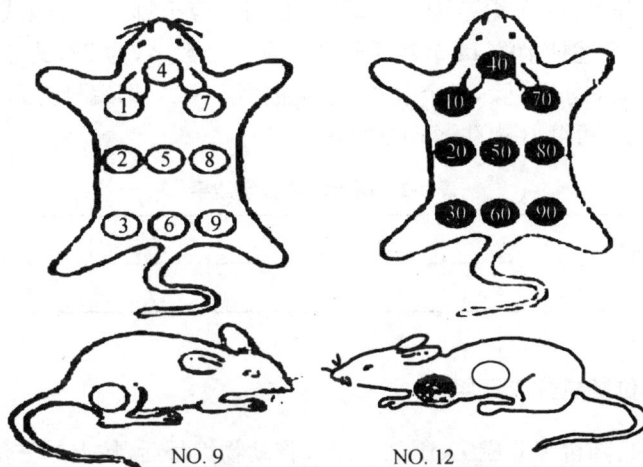

NO. 9   NO. 12

图 8-10 颜色被毛涂擦标记法

(二)烙印法

用刺数钳在动物耳上刺上号码,然后用棉签蘸溶在酒精中的黑墨在刺号上加以涂抹,烙印前最好对烙印部位预先用酒精消毒。

(三)号牌法

用金属制的号牌固定于实验动物的耳上,大动物可系于颈上。

对猴、狗、猫等大动物有时可不做特别标记,只记录它们的外表和毛色即可。

三、实验动物的随机分组方法

动物实验时，常常需要将选择好的实验动物，按研究需要分成若干组。分组时为了避免人为因素影响实验结果，常应用随机数字表进行完全随机化的分组。

(一)将实验单位随机分成两组

设有小鼠 14 只，试用随机数字表将其分成两组。先将小鼠依次编为 1、2、3…14 号，然后任意从随机数字表的某一行某一数字开始抄录 14 个数，编排见表 8-1。

表 8-1 两组动物排序和归组

动物编号	1	2	3	4	5	6	7	8	9	10	11	12	13	14
随机数目	16	22	77	94	39	49	54	43	54	82	17	37	93	23
归组	B	B	A	B	A	A	B	A	B	B	A	A	A	A

现令单数代表 A 组，双数代表 B 组，结果列入 A 组的动物有 8 只，列入 B 组的动物有 6 只。如要使两组相等，须将 A 组减少一只，划入 B 组。应把哪一只小鼠划入 B 组呢？仍可根据随机数字表，在上述抄录的 14 个数后面再抄录一个数字，为 78，此数以 8 除之，因为归入 A 组的小鼠有 8 只，故以 8 除，得余数 6。于是把第 6 个 A(即编号为第 12 号的小鼠)划给 B 组。经过这样调整，两组小鼠的分配见表 8-2。

表 8-2 两组动物分组结果

A 组	3	5	6	11	13	14
B 组	1	2	4	12	7	9	10

(二)将实验单位随机分成三组

设有动物 15 只，随机等分成 A、B、C 三组。将动物编号后，按上述方法从随机数字表抄录 15 个数字，将各数一律以 3 除之，并以余数 1、2、3 代表 A、B、C，结果归入 A 组的动物有 6 只，归入 B 组的动物有 4 只，归入 C 组的动物有 5 只，见表 8-3。

表 8-3 三组动物排序和归组

动物号码	1	2	3	4	5	6	7	8	9	10	11	12	13	14	15
随机数目	18	62	40	19	12	40	83	95	34	19	44	91	69	03	30
除 3 后的余数	3	2	1	1	3	1	2	2	1	1	2	1	3	3	3
归组	C	B	A	A	C	A	B	B	A	A	B	A	C	C	C

要使三组的动物数相等，须把原归 A 组的 6 只动物中的 1 只改配到 B 组去。可以随机数字表继续按斜角线抄录一个数字，得 60，以 6 除之，除尽(相当于余数为 6)，就可以把第六个 A(即 12 号)对应的动物划入 B 组。调整后各组的动物编号见表 8-4。

表 8-4　三组动物分组结果

A组	3	4	6	9	10
B组	2	7	8	11	12
C组	1	5	13	14	15

四、实验动物被毛的去除方法

动物的被毛常会影响实验操作和对结果的观察,因此实验中常需去除或剪短动物的被毛。除毛的方法有剪毛、拔毛和脱毛三种。

(一)剪毛

固定动物后,用粗剪刀剪去所需部位的被毛。剪毛时需注意以下几点:

(1)把剪刀贴紧皮肤剪,不可用手提起被毛,以免剪破皮肤。

(2)依次剪毛,不要乱剪。

(3)剪下的毛集中放在一个容器内,勿遗留在手术和兔台周围,以保证手术的清洁和防止注射器等夹毛。

(二)拔毛

兔耳缘静脉注射或取血时以及给大、小鼠作尾静脉注射时,需用拇指、食指将局部被毛拔去,以利于操作。

(三)脱毛

脱毛系指用化学药品脱去动物的被毛。脱毛适用于无菌手术的准备以及观察动物局部皮肤血液循环和病理变化。

常用脱毛剂的配方如下:

(1)硫化钠 3g、肥皂粉 1g、淀粉 7g,加水适量调成糊状。

(2)硫化钠 8g、淀粉 7g、糖 4g、甘油 5g、硼砂 1g,加水 75mL。

(3)硫化钠 8g,溶于 100mL 水中。

以上脱毛剂配方适用于家兔、大鼠、小鼠等小动物的脱毛。

(4)硫化钠 10g、生石灰 15g,溶于 100mL 水内。此配方适用于狗等大动物的脱毛。

使用以上各种脱毛剂,都应事先剪短被毛,以节省脱毛剂,并减少其对皮肤的刺激反应。应用时用棉球蘸脱毛剂,在所需局部涂一薄层,2~3min 后,用温水洗去脱落的被毛,以纱布擦干局部,涂一层油脂即可。

五、实验动物给药途径和方法

在动物实验中,为了观察药物对机体功能、代谢及形态引起的变化,常需将药物注入动物体内。给药的途径和方法是多种多样的,可根据实验目的、实验动物种类和药物剂型等情况确定。

(一)皮下注射

注射时以左手拇指和食指提起皮肤，将连有 $5\frac{1}{2}$ 号针头的注射器刺入皮下。皮下注射部位，一般地，狗、猫多在大腿外侧，豚鼠在后大腿的内侧或小腹部，大鼠可在腹部下侧，兔在背部或耳根部，蛙可在脊背部淋巴腔。

(二)皮内注射

皮内注射时需将注射的局部脱去被毛，经消毒后，用左手拇指和食指按住皮肤并使之绷紧，在两指之间，用结核菌素注射器连 $4\frac{1}{2}$ 号细针头，紧贴皮肤表层刺入皮内，然后再向上挑起并稍刺入，即可注射药液，此时可见皮肤表面鼓起一白色小皮丘。

(三)肌内注射

肌内注射应选肌肉发达、无大血管通过的部位，一般多选臀部。注射时垂直迅速刺入肌肉，回抽针栓时如无回血，即可进行注射。给小鼠、大鼠等小动物作肌内注射时，用左手抓住鼠两耳和头部皮肤，右手取连有 $5\frac{1}{2}$ 号针头的注射器，将针头刺入大腿外侧肌肉，将药液注入。

(四)腹腔注射

用大、小鼠做实验时，以左手抓住动物，使腹部向上，右手将注射针头于左(或右)下腹部刺入皮下，使针头向前推 $0.5\sim1.0cm$，再以 $45°$ 角穿过腹肌，固定针头，缓缓注入药液(图 8-11)。为避免伤及内脏，可使动物处于头低位，使内脏移向上腹。若实验动物为家兔，进针部位为下腹部的腹白线离开 $1cm$ 处。

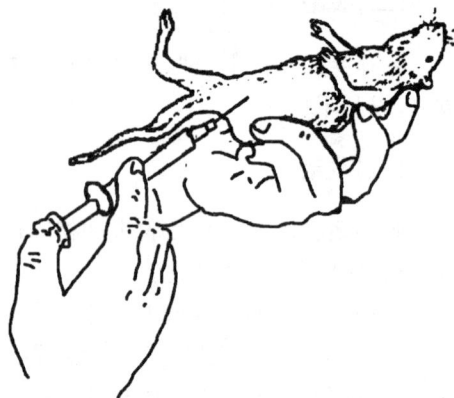

图 8-11　鼠腹腔注射方法

(五)静脉注射

1. 兔

兔耳部血管分布清晰。兔耳中央为动脉，耳外缘为静脉。内缘静脉深不易固定，故不用；外缘静脉表浅易固定，故常用。先拔去注射部位的被毛，用手指弹动或轻揉兔耳，使静脉充盈。左手食指和中指夹住静脉的近端，拇指绷紧静脉的远端，无名指及小指垫在下面，右手持注射器连 6 号针头尽量从静脉的远端刺入，移动拇指于针头上以固定针头，放开食指和中指，将药液注入(图 8-12)，然后拔出针头，用手压迫针眼片刻。

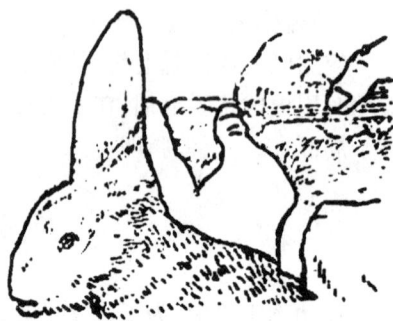

图 8-12　家兔耳缘静脉注射方法

2. 小鼠和大鼠

一般采用尾静脉注射。鼠尾静脉有三根,左右两侧及背侧各一根。左右两侧尾静脉虽较不易固定,但多采用;背侧一根也可采用,且位置容易固定。操作时先将动物固定在鼠筒内或扣在烧杯中,使尾巴露出,尾部用 $45\sim50℃$ 的温水浸润半分钟或用酒精擦拭使血管扩张,并可使表皮角质软化。以左手拇指和食指捏住鼠尾两侧,使静脉充盈,用中指从下面托起尾巴,以无名指和小指夹住尾巴的末梢,右手持注射器连 $4\frac{1}{2}$ 号细针头,使针头与静脉平行(小于 $30°$),从尾下四分之一处(约距尾尖 $2\sim3cm$)进针,此处皮薄易于刺入,先缓注少量药液,如无阻力,表示针头已进入静脉,可继续注入。注射完毕后把尾部向注射侧弯曲以止血。如需反复注射,则应尽可能从末端开始,以后向尾根部方向移动注射(图 8-13)。

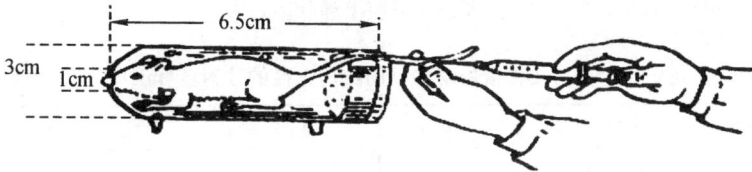

图 8-13　小鼠尾静脉注射方法

3. 狗

狗静脉注射多选前肢内侧皮下头静脉(图 8-14)或后肢小隐静脉(图 8-15)。注射前由助手将动物侧卧,剪去注射部位的被毛,用胶皮带扎紧(或用手抓紧)静脉近端,使血管充盈,从静脉的远端将注射针头平行刺入血管,待有回血后,松开绑带(或两手),缓缓注入药液。

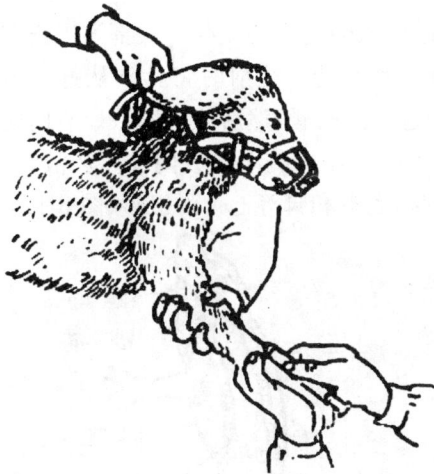

图 8-14　狗前肢头静脉注射

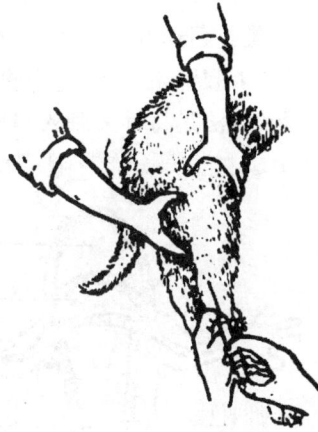

图 8-15　狗后肢小隐静脉注射

4. 蛙(或蟾蜍)

将蛙或蟾蜍脑脊髓破坏后,仰卧固定于蛙板上,沿腹中线稍左剪开腹肌,可见到腹静脉贴着腹壁肌肉下行,将注射针头沿血管平行方向刺入即可(图 8-16)。

几种常用的动物不同给药途径的注射量可参考表 8-5。

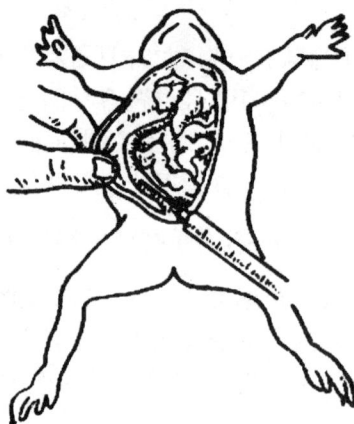

图 8-16　蛙腹壁静脉注射

表 8-5　几种常用动物不同给药途径的注射量(mL)

注射途径	小鼠	大鼠	豚鼠	兔	狗
腹腔注射	0.2~1.0	1~3	2~5	5~10	5~15
肌内注射	0.1~0.2	0.2~0.5	0.2~0.5	0.5~1.0	2~5
静脉注射	0.2~0.5	1~2	1~5	3~10	5~15
皮下注射	0.1~0.5	0.5~1.0	0.5~2.0	1.0~3.0	3~10

(六)淋巴囊注射

蛙类常采用此法,因其皮下有数个淋巴囊,故注入药物容易吸收。腹部淋巴囊和头背淋巴囊常作为蛙类给药途径。一般多选用腹部淋巴囊给药。注射时将针头从蛙大腿上端刺入,经大腿肌层人腹壁肌层,再进入腹壁皮下,即进入淋巴囊,然后注入药液。有时也可采用胸淋巴囊给药,方法是将针头刺入口腔,使穿过下颌肌层入胸淋巴囊内注入药液,一次最大注射量为 1mL。蛙全身分布有咽、胸、背、腹侧、腹、大腿和脚等七个淋巴囊(图 8-17)。

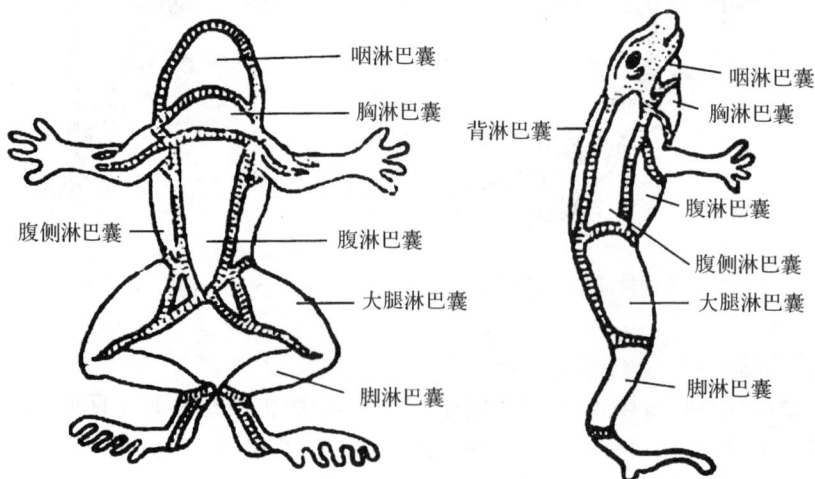

图 8-17　蛙全身淋巴囊分布

(七)经口给药

在急性试验中,经口给药多用灌胃法,此法剂量准确,适用于小鼠、大鼠、家兔等动物。

1. 小鼠、大鼠(或豚鼠)

用输血针头或小号腰穿针头,将其尖端斜面磨齐,用焊锡在针尖周围焊一圆头,注意勿堵塞针孔,即成灌胃针;亦可用烧成圆头的硬质玻璃毛细管或特制的塑料毛细管,作为导管。灌胃时将针安装在注射器上,吸入药液。左手抓住鼠背部及颈部皮肤将动物固定,右手持注射器,将灌胃针插入动物口中,沿咽后壁徐徐插入食管。动物应固定成垂直体位,针插入时应无阻力。若感到阻力或动物挣扎时,应立即停止进针或将针拔出,以免损伤或穿破食管以及误入气管。

一般当灌胃针插入小鼠3~4cm,大鼠或豚鼠4~6cm后可将药物注入。常用的灌胃量小鼠为0.2~1mL,大鼠为1~4mL,豚鼠为1~5mL。

2. 狗、兔、猫、猴

灌胃时,先将动物固定,再将特制的扩口器放入动物口中。扩口器的宽度可根据动物口腔大小而定,如狗的扩口器可用木料制成长方形,长10~15cm,粗细应适合狗嘴,约2~3cm,中间钻一小孔,孔的直径为5~10cm。灌胃时将扩口器放于上述动物上下门牙之后,并用绳将它固定于嘴部,将带有弹性的橡皮导管(如导尿管),经扩口器上的小圆孔插入,沿咽后壁而进入食管(图8-18),此时应检查导管是否正确插入食管,可将导管外口置于一盛水的烧杯中,如不发生气泡,即可认为此导管是在食管中,未误入气管,即可将药液灌入。

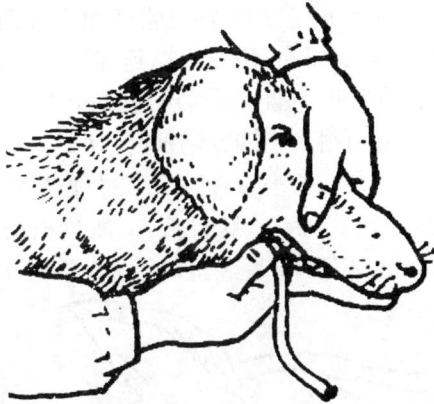

图8-18　狗灌胃方法

经大量实验可知,给狗、兔等动物灌胃时,可不用扩口器也能顺利将药液灌入胃内。给狗灌胃时,用12号灌胃管,左手抓住狗嘴,右手中指由右嘴角插入,摸到最后一对白齿后的天然空隙,胃管由此空隙顺食管方向不断插入约20cm,可达胃内;将胃管另一端插入水中,如不出气泡,表示确已进入胃,而没误入气管内,即可将药灌入。给兔灌胃时,将兔固定在木制固定盒内,用左手虎口卡住并固定好兔嘴,右手取14号细导尿管,由右侧唇裂避开门齿,将导管慢慢插入,如插管顺利,动物不挣扎,插入约15cm时即表示插入胃内,可将药液注入。

各种动物一次灌胃能耐受的最大体积小鼠为0.5~1.0mL,大鼠为4~7mL,豚鼠为4~7mL,家兔为80~150mL,狗为200~500mL。

(八)其他途径给药

1. 呼吸道给药

以粉尘、气体、蒸汽或雾等状存在的药物或毒气，均需要通过动物呼吸道给药。如一般实验时给动物吸入乙醚作为麻醉，给动物吸一定量的氨气或二氧化碳等观察呼吸、循环等变化；给动物定期吸入一定量的 SO_2、锯末、烟雾等可造成慢性气管炎动物模型等；特别是在毒理学实验中应用更为广泛。

2. 皮肤给药

为了鉴定药物或毒物经皮肤的吸收作用、局部作用、致敏作用和光感作用等，均需采用经皮肤给药方法。如家兔和豚鼠常采用背部一定面积的皮肤脱毛后，将一定药液涂在皮肤上，药液经皮肤吸收。

3. 脊髓腔内给药

此法主要用于椎管麻醉或抽取脑脊液。

家兔椎管内注射方法：将家兔作自然俯卧式，尽量使其尾向腹侧屈曲，用粗剪将第七腰椎周围背毛剪去，用3%碘酊消毒，干后再用79%酒精将碘酊擦去。在兔背部髂骨脊连线之中点稍下方摸到第七腰椎间隙（第七腰椎与第一骶骨椎之间），插入腰椎穿刺针头。当针到达椎管内时（蛛网膜下隙），可见到兔的后肢跳动，即证明穿刺针头已进入椎管。这时不要再向下刺，以免损伤脊髓。固定好针头，即可将药物注入。

4. 小脑延髓池给药

此种给药都是在动物麻醉情况下进行的，而且常适用于大动物，如狗等，小动物很少采用。将狗麻醉后，使狗头尽量向胸部屈曲，用左手摸到其第一颈椎上方的凹陷（枕骨大孔），固定位置，右手取7号钝针头（将针头尖端磨钝），由此凹陷的正中线上，顺平行狗的方向，小心地刺入小脑延髓池。当针头正确刺入小脑延髓池时，注射者会感到针头再向前穿时无阻力，同时可以听到很轻的"咔嚓"一声，即表示针头已穿过硬脑膜进入小脑延髓池，而且可抽出清亮的脑脊液。注射药物前，先抽出一些脑脊液，抽取量根据实验需要注入多少药液决定，即注入多少抽取多少，以保持原来脑脊髓腔里的压力（图8-19）。

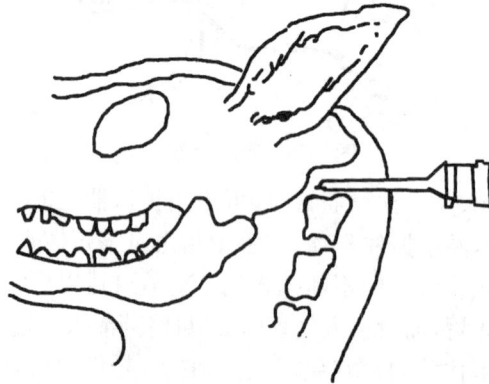

图 8-19　狗小脑延髓池给药

5. 脑内给药

此法常用于微生物学动物实验，将病原体等接种于被检动物脑内，然后观察接种后的各种变化。小鼠脑内给药时,选套有塑料管、针尖露出 2mm 深的 $5\frac{1}{2}$ 号针头,由鼠正中额部刺入脑内,注入药物或接种物。给豚鼠、兔、狗等进行脑内注射时,须先用穿颅钢针穿透颅骨,最后用注射器针头刺入脑部,再徐徐注入被检物。注射速度一定要慢,避免引起颅内压急骤升高。

6.直肠内给药

此种给药方法常用于动物麻醉。家兔直肠内给药时,取灌肠用的胶皮管或用 14 号导尿管代替。在胶皮管或导尿管头上涂上凡士林,由助手使兔蹲卧于桌上,以左臂及左腋轻轻按住兔头及前肢,以左手拉住兔尾,露出肛门,并用右手轻握后肢,实验者将橡皮管插入家兔肛门内,深度约 7~9cm;如为雌性动物,注意勿误插入阴道(肛门紧接尾根)。橡皮管插好后,将注射器与橡皮管套紧,即可灌注药液。

7.关节腔内给药

此种方法常用于关节炎的动物模型复制。兔给药时,将兔仰卧固定于兔固定台上,剪去关节部被毛,用碘酒或酒精消毒,然后用手从下方和两旁将关节固定,把皮肤稍移向一侧,在膑韧带附着点处上方约 0.5cm 处进针。针头从上前方向下后方倾斜刺进,直至针头遇阻力变小,然后针头稍后退,以垂直方向推到关节腔中。针头进入关节腔时,通常可有好像刺破薄膜的感觉,表示针头已进入膝关节腔内,即可注入药液。

动物最大给药量可参考表 8-6。

表 8-6　常用实验动物的最大给药量和使用针头规格

动物名称	项目	灌胃	皮下注射	肌内注射	腹腔注射	静脉注射
小鼠	最大给药量 使用针头	1mL 9(钝头)号	0.4mL $5\frac{1}{2}$ 号	0.4mL $5\frac{1}{2}$ 号	1mL $5\frac{1}{2}$ 号	0.8mL 4 号
大鼠	最大给药量 使用针头	1mL 静脉切开针	1mL 6 号	0.4mL 6 号	2mL 6 号	4mL 5 号
鼠	最大给药量 使用针头	3mL 静脉切开针	1mL $6\frac{1}{2}$ 号	0.5mL $6\frac{1}{2}$ 号	4mL 7 号	5mL 5 号
兔	最大给药量 使用针头	20mL 10 号导尿管	2mL $6\frac{1}{2}$ 号	2mL $6\frac{1}{2}$ 号	5mL 7 号	10mL 6 号
猫	最大给药量 使用针头	20mL 10 号导尿管	20mL 7 号	2mL 7 号	5mL 7 号	10mL 6 号
蛙	淋巴囊注射,最大注射量 1mL/只					

六、实验动物用药量的确定及计算方法

(一)动物给药量的确定

在观察一种药物的作用时,应该给动物多大的剂量是实验开始时应确定的一个重要问

题,剂量太小,作用不明显,剂量太大,又可能引起动物中毒致死。可以按下述方法确定剂量:

(1)先用小鼠粗略地探索中毒剂量或致死剂量,然后用小于中毒量的剂量,或取致死量的若干分之一为应用剂量,一般可取 1/10~1/5。

(2)植物药粗制剂的剂量多按生药折算。

(3)化学药品可参考化学结构相似的已知药物,特别是化学结构和作用都相似的药物的剂量。

(4)确定剂量后,如第一次实验的作用不明显,动物也没有中毒的表现(体重下降、精神不振、活动减少或其他症状),可以加大剂量再次实验。如出现中毒现象,作用也明显,则应降低剂量再次实验。在一般情况下,在适宜的剂量范围内,药物的作用常随剂量的加大而增强。所以,有条件时最好同时用几个剂量做实验,以便迅速获得关于药物作用的较完整的资料。如实验结果出现剂量与作用强度之间毫无规律,则更应慎重分析。

(5)用大动物进行实验时,开始的剂量可采用给鼠类剂量的 1/15~1/2,以后可根据动物的反应调整剂量。

(6)确定动物给药剂量时,要考虑给药动物的年龄大小和体质强弱。一般说来,确定的给药剂量是指成年动物的,如是幼小动物,剂量应减少。如以狗为例,6 个月以上的狗给药量为 1 份时,3~6 个月的给 1/2 份,45~89 日龄的给 1/4 份,20~44 日龄的给 1/8 份,10~19 日龄的给 1/16 份。

(7)确定动物给药剂量时,要考虑因给药途径不同,所用剂量也不同,设口服量为 100,则灌肠量应为 100~200,皮下注射量为 30~50,肌内注射量为 25~30,静脉注射量为 25。

(二)实验动物用药量的计算方法

动物实验所用的药物剂量,一般按 mg/kg 体重或 g/kg 体重计算,应用时须从已知药液的浓度换算出相当于每千克体重应注射的药液量(mL),以便给药。

【例 1】 计算给体重为 1.8kg 的家兔,静脉注射 20% 氨基甲酸乙酯溶液麻醉,按每千克体重 1g 的剂量注射,应注射多少毫升?

解 兔每千克体重需注射 1g,注射液浓度为 20%,则氨基甲酸乙酯溶液的注射量应为 5mL/kg 体重,现在兔体重为 1.8kg,应注射 20% 氨基甲酸乙酯溶液的量为 5×1.8=9mL。

【例 2】 计算给体重为 23g 的小鼠,注射盐酸吗啡 15mg/kg,溶液浓度为 0.1%,应注射多少毫升?

解 小鼠每千克体重需盐酸吗啡的量为 15mg,则 0.1% 盐酸吗啡溶液的注射量应为 15mL/kg 体重,现小鼠体重为 23g,应注射 0.1% 盐酸吗啡溶液的量为 15×0.023=0.345mL。

(三)人与动物及各类动物间药物剂量的换算方法

1. 人与动物用药量换算

人与动物对同一药物的耐受性是相差很大的。一般说来,动物的耐受性要比人大,也就是单位体重的用药量动物比人要大。人的各种药物的用量在很多书上可以查到,但动物用药量可查的书较少,而且动物用的药物种类远不如人用的那么多。因此,必须将人的用药量换算成动物的用药量。一般可按下列比例换算:设人用药量为 1,则小鼠、大鼠为 25~50,

兔、豚鼠为 15~20,狗、猫为 5~10。

此外,可以采用人与动物的体表面积计算法来换算。

(1)人体体表面积计算法:计算我国人的体表面积,一般认为许文生氏公式尚较适用,即

$$体表面积(m^2)=0.0061×身高(cm)+0.0128×体重(kg)-0.1529$$

【例3】 某人身高 168cm,体重 55kg,试计算其体表面积。

解　$0.0061×168+0.0128×55-0.1529=1.576(m^2)$

(2)动物的体表面积计算法:有许多种,在需要由体重推算体表面积时,一般认为 Meeh-Rubner 公式尚较适用,即

$$A(体表面积,m^2)=K×\frac{W^{2/3}}{10000}$$

式中:W 为动物的体重(g);K 为一常数,随动物种类而不同:小鼠和大鼠9.1、豚鼠9.8、家兔10.1、猫9.8、狗11.2、猴11.8、人10.6(上述 K 值各家报道略有出入)。应当指出,这样计算出来的表面积还是一种粗略的估计值,不一定完全符合每种动物的实测数值。

【例4】 试计算体重为 1.50kg 家兔的体表面积。

解
$$A=10.1×\frac{1500^{2/3}}{10000}$$

$$\lg A=\lg 10.1+\frac{2}{3}\lg 1500-\lg 10000=\overline{1}.1218$$

计算得 $A=0.1324m^2$(体重为 1.50kg 家兔的体表面积)。

2. 人及不同种类动物之间药物剂量的换算

(1)直接计算法,即按以下公式计算:

$$A=K\frac{W^{2/3}}{10000}$$

【例5】 大鼠灌胃某利尿药时的剂量为 250mg/kg,试粗略估计狗灌胃给药时可以试用的剂量。

解　实验用大鼠的体重一般在 200g 左右,其体表面积(A)为:

$$A=9.1×\frac{200^{2/3}}{10000}=0.0311(m^2)$$

250mg/kg 的剂量如改以 mg/m² 表示,即为:

$$\frac{250×0.2}{0.0311}=1608(mg/m^2)$$

实验用狗的体重一般在 10kg 左右,其体表面积(A)为:

$$A=11.2×\frac{10000^{2/3}}{10000}=0.5198(m^2)$$

于是 $\frac{1806×0.5198}{10}=84mg/kg$(狗的适当试用剂量)。

(2)按 mg/kg 折算 mg/m² 转移因子计算:

【例6】 同上。

解　按以下公式计算狗的适当试用剂量:

$$\frac{剂量(mg/kg)×甲动物转移因子}{乙动物转移因子}$$

剂量(mg/kg)的相应转移因子可由表 8-7 查得(即为按 mg/m² 计算的剂量)。

$$\frac{250 \times 6(大鼠的转移因子)}{19(狗的转移因子)} = 79mg/kg$$

(3)按每千克体重占有体表面积相对比值计算:

各种动物的"每千克体重占有体表面积相对比值(简称体表面积比例比值)"见表 8-7。

表 8-7　进行不同种类动物间剂量换算时的常用数据

动物种类	Meeh-Rubner 公式的 K 值	体重(kg)	体表面积(m²)	mg/kg-mg/m²转移因子		每千克体重占有体表面积相对比值
小鼠	9.1	0.018	0.0066	2.9	粗略值3	1.0(0.02kg)
		0.020	0.0067	3.0		
		0.022	0.0071	3.1		
		0.024	0.0076	3.2		
大鼠	9.1	0.10	0.0196	5.1	粗略值6	0.47(0.20kg)
		0.15	0.0257	5.8		
		0.20	0.0311	6.4		
		0.25	0.0761	6.9		
豚鼠	9.8	0.30	0.0439	6.8	粗略值8	0.40(0.40kg)
		0.40	0.0532	7.5		
		0.50	0.0617	8.1		
		0.60	0.0697	8.6		
家兔	10.1	1.50	0.1323	11.3	粗略值12	0.24(2.0kg)
		2.00	0.1608	12.4		
		2.50	0.1860	13.4		
猫	9.0	2.00	0.1571	12.7	粗略值14	0.22(2.5kg)
		2.50	0.1324	13.7		
		3.00	0.2059	14.6		
狗	11.2	5.00	0.3275	15.3	粗略值19	0.16(10.0kg)
		10.00	0.5199	19.2		
		15.00	0.6812	22.0		
猴	11.8	2.00	0.1878	10.7	粗略值12	0.24(3.0kg)
		3.00	0.2455	12.2		
		4.00	0.2973	13.5		
人	10.6	40.00	1.2398	32.2	粗略值35	0.08(50.0kg)
		50.00	1.4386	34.8		
		60.00	1.6246	36.9		

$$250 \times \frac{0.16(\text{狗的体表面积比值})}{0.47(\text{大鼠的体表面积比值})} = 85(\text{mg/kg})$$

（4）人和动物间按体表面积折算的等效剂量比值表计算：

查表 8-8，12kg 狗的体表面积为 200g 大鼠的 17.8 倍。该药大鼠的剂量为 250mg/kg，200g 的大鼠需给药 $250 \times 0.2 = 50$mg，于是 $\frac{50 \times 17.8}{12} = 74$mg/kg（狗的适当试用剂量）。

表 8-8　人和动物间按体表面积折算的等效剂量比值表

	小鼠 (20g)	大鼠 (200g)	豚鼠 (400g)	家兔 (1.5kg)	猫 (2.0kg)	猴 (4.0kg)	狗 (12kg)	人 (70kg)
小鼠(20g)	1.0	7.0	12.25	27.8	29.7	64.1	124.2	378.9
大鼠(200g)	0.14	1.0	1.74	3.9	4.2	9.2	17.8	56.0
豚鼠(400g)	0.08	0.57	1.0	2.25	2.4	5.2	4.2	31.5
家兔(1.5kg)	0.04	0.25	0.44	1.0	1.1	2.4	4.5	14.2
猫(2.0kg)	0.03	0.23	0.41	0.92	1.0	2.2	4.1	13.0
猴(4.0kg)	0.016	0.11	0.19	0.42	0.45	1.0	1.9	6.1
狗(12kg)	0.008	0.06	0.10	0.22	0.23	0.52	1.0	8.1
人(70kg)	0.0026	0.018	0.031	0.07	0.078	0.16	0.82	1.0

（5）按人与各种动物以及各种动物之间用药剂量换算：

已知 A 种动物每千克体重用药量，欲估算 B 种动物每千克体重用药剂量时，可先查表 8-9，找出折算系数（W），再按下式计算：

B 种动物的剂量(mg/kg)=W×A 种动物的剂量(mg/kg)

【例 7】 已知某药对小鼠的最大耐受量为 20mg/kg(20g 小鼠用 0.4mg)，需折算为家兔量。查 A 种动物为小鼠，B 种动物为兔，交叉点为折算系数 W＝0.37，故家兔药量为 0.37×20mg/kg＝7.4mg/kg，1.5kg 家兔用药量为 7.4×1.5＝11.1mg。

表 8-9　动物与人体的每千克体重剂量折算系数表

折算系数 W		A 种动物或成人						
		小鼠 20g	大鼠 0.2kg	豚鼠 0.4kg	兔 1.5kg	猫 2kg	犬 12kg	成人 60kg
B 种动物 或成人	小鼠 20g	1.0	1.6	1.6	2.7	3.2	4.8	9.01
	大鼠 0.2kg	0.7	1.0	1.14	1.88	2.3	3.6	6.25
	豚鼠 0.4kg	0.61	0.87	1.0	1.65	2.05	3.0	5.55
	兔 1.5kg	0.37	0.52	0.6	1.0	1.23	1.76	2.30
	猫 2kg	0.30	0.42	0.48	0.81	1.0	1.44	2.70
	犬 12kg	0.21	0.28	0.34	0.56	0.68	1.0	1.88
	成人 60kg	0.11	0.16	0.18	0.304	0.371	0.531	1.0

七、实验动物的麻醉

在一些动物实验中,特别是手术等实验,为减少动物的挣扎和保持其安静,便于操作,常需对动物采取必要的麻醉。由于动物种属间的差异等情况,所采用的麻醉方法和选用的麻醉剂亦有不同。

(一)常用的麻醉剂

动物实验中常用的麻醉剂分为三类,即挥发性麻醉剂、非挥发性麻醉剂和中药麻醉剂。

1.挥发性麻醉剂

这类麻醉剂包括乙醚、氯仿等。乙醚吸入麻醉适用于各种动物,其麻醉量和致死量差距大,所以安全度也大,动物麻醉深度容易掌握,而且麻醉后苏醒较快。其缺点是对局部刺激作用大,可引起上呼吸道黏膜液体分泌增多,再通过神经反射可影响呼吸、血压和心跳活动,并且容易引起窒息,故在乙醚吸入麻醉时必须有人照看,以防止麻醉过深而出现上述情况。

2.非挥发性麻醉剂

这类麻醉剂种类较多,包括苯巴比妥钠、戊巴比妥钠、硫喷妥钠等巴比妥类衍生物,氨基甲酸乙酯和水合氯醛。这些麻醉剂使用方便,一次给药可维持较长的麻醉时间,麻醉过程较平衡,动物无明显挣扎现象;但其缺点是苏醒较慢。

3.中药麻醉剂

动物实验时有时也用到像洋金花和氢溴酸东莨菪碱等中药麻醉剂,但由于其作用不够稳定,而且常需加佐剂麻醉效果才能理想,故在使用过程中不能得到普及,因而,多数实验室不选用这类麻醉剂进行麻醉。

(二)动物的麻醉方法

1.全身麻醉

(1)吸入法:用一块圆玻璃板和一个钟罩或一个密闭的玻璃箱作为挥发性麻醉剂的容器,多选用乙醚作麻醉剂。麻醉时用几个棉球,将乙醚倒于其中,迅速转入钟罩或箱内,让其挥发,然后把待麻醉动物投入,约隔 $4\sim6\text{min}$ 即可麻醉,麻醉后应立即取出,并准备一个蘸有乙醚的棉球小烧杯,在动物麻醉变浅时套在鼻上使其补吸麻药。本法最适于大、小鼠的短期操作性实验的麻醉,当然也可用于较大的动物,只是要求有麻醉口罩或较大的玻璃箱罢了。由于乙醚燃点很低,遇火极易燃烧,所以在使用时一定要远离火源。

(2)腹腔和静脉给药麻醉法:非挥发性和中药麻醉剂均可用作腹腔和静脉注射麻醉,操作简便,是实验室最常采用的方法之一。腹腔给药麻醉多用于大鼠、小鼠和豚鼠,较大的动物如兔、狗等则多用静脉给药进行麻醉。由于各麻醉剂的作用长短以及毒性的差别,所以在腹腔和静脉麻醉时,一定要控制药物的浓度和注射量(表 8-10)。

表 8-10　常用麻醉剂的用法及剂量

麻醉剂	动物	给药方法	剂量 （mg/kg）	常用浓度 （％）	维持时间
戊巴比妥钠	狗、兔	静脉	30	3	2～4h 中途加上 1/5 量， 可维持 1h 以上，麻醉力 强，易抑制呼吸
		腹腔	40～50	3	
	大鼠、小鼠、豚鼠	腹腔	40～50	2	
硫喷妥钠	狗、兔	静脉	15～20	2	15～30min，麻醉力强， 宜缓慢注射
	大鼠	腹腔	40	1	
	小鼠	腹腔	15～20	1	
氯醛糖	兔	静脉	80～100	2	3～4h，诱导期不明显
	大鼠	腹腔	50	2	
乌拉坦	兔	静脉	750～1000	30	2～4h，毒性小，主要 适用于小动物的麻醉
	大鼠、小鼠	皮下或肌内	800～1000	20	
	蛙	淋巴囊注射	0.1mL/100g	20～25	
	蟾蜍	淋巴囊注射	1mL/100g	10	

2. 局部麻醉

(1)猫的局部麻醉一般注射 0.5％～1.0％盐酸普鲁卡因溶液。黏膜表面麻醉宜用 2％盐酸可卡因溶液。

(2)兔在进行眼球手术时,可于结膜囊滴入 0.02％盐酸可卡因溶液,数秒钟即可出现麻醉。

(3)狗的局部麻醉注射 0.5％～1％盐酸普鲁卡因溶液。眼、鼻、咽喉表面麻醉可用 2％盐酸可卡因溶液。

3. 麻醉注意事项

(1)静脉注射必须缓慢,同时观察肌肉紧张性、角膜反射和对皮肤夹捏的反应,当这些活动明显减弱或消失时,立即停止注射。配制的药液浓度要适中,不可过高,以免麻醉过急;但也不能过低,以减少注入溶液的体积。

(2)麻醉时需注意保温。麻醉期间,动物的体温调节功能往往受到抑制,出现体温下降,可影响实验的准确性。此时常需采取保温措施,保温的方法有实验桌内装灯、电褥、台灯照射等。无论用哪种方法加温都应根据动物的肛门体温而定。常用实验动物正常体温:猫为(38.6±1.0)℃,兔为(38.4±1.0)℃,大鼠为(39.3±0.5)℃。

(3)做慢性实验时,在寒冷冬季,麻醉剂在注射前应加热至动物体温水平。

八、实验动物采血方法

实验研究中，经常要采集实验动物的血液进行常规检查或某些生物化学分析，故必须掌握血液的正确采集、分离和保存操作技术。

采血方法的选择，主要取决于实验目的所需血量以及动物种类。凡用血量较少的检验，如红细胞计数、白细胞计数、血红蛋白浓度的测定，血液涂片以及酶活性微量分析等，可刺破组织取毛细血管的血。当需血量较多时可作静脉采血。静脉采血时，若需反复多次，则应自远离心脏端开始，以免发生栓塞而影响整条静脉。例如，研究毒物对肺功能的影响、血液酸碱平衡、水盐代谢紊乱，需要比较动脉血氧分压、二氧化碳分压和血液 pH 值以及 K^+、Na^+、Cl^- 浓度，必须采取动脉血液。

采血时要注意：①采血场所有充足的光线；②室温，夏季最好保持在 25～28℃，冬季以 15～20℃为宜；③采血用具及采血部位一般需要进行消毒处理；④采血用的注射器和试管必须保持清洁干燥；⑤若需抗凝全血，在注射器或试管内需预先加入抗凝剂。

不同动物采血部位与采血量的关系可参考表 8-11 所示。

表 8-11　不同动物采血部位与采血量的关系

采血量	采血部位	动物品种
取少量血	尾静脉	大鼠、小鼠
	耳静脉	兔、狗、猫、猪、山羊、绵羊
	眼底静脉丛	兔、大鼠、小鼠
	舌下静脉	兔
	腹壁静脉	青蛙、蟾蜍
	冠、脚蹼皮下静脉	鸡、鸭、鹅
取中量血	后肢外侧皮下小隐静脉	狗、猴、猫
	前肢内侧皮下头静脉	狗、猴、猫
	耳中央动脉	兔
	颈静脉	狗、猫、兔
	心脏	豚鼠、大鼠、小鼠
	断头	大鼠、小鼠
	翼下静脉	鸡、鸭、鸽、鹅
	颈动脉	鸡、鸭、鸽、鹅
取大量血	股动脉、颈动脉	狗、猴、猫、兔
	心脏	狗、猴、猫、兔
	颈静脉	马、牛、山羊、绵羊
	摘眼球	大鼠、小鼠

常用实验动物的最大安全采血量与最小致死采血量见表 8-12。

表 8-12　常用实验动物的最大安全采血量与最小致死采血量

动物品种	最大安全采血量(mL)	最小致死采血量(mL)
小鼠	0.2	0.3
大鼠	1	2
豚鼠	5	10
兔	10	40
狼狗	100	500
猎狗	50	200
猴	15	60

现将采血方法按动物和部位分别加以介绍。

(一)小鼠、大鼠采血法

1.割(剪)尾采血

当所需血量很少时可采用本法。固定动物并露出鼠尾。将尾部毛剪去后消毒,然后浸在 45℃左右的温水中数分钟,使尾部血管充盈。再将尾擦干,用锐器(刀或剪刀)割去尾尖 0.3～0.5cm,让血液自由滴入容器或用血红蛋白吸管吸取。采血结束,伤口消毒并压迫止血。也可在尾部作一横切口,割破尾动脉或静脉,收集血液的方法同上。每鼠一般可反复采血 10 余次。小鼠每次可取血 0.1mL,大鼠每次可取血 0.3～0.5mL。

2.鼠尾刺血法

大鼠用血量不多时(仅做白细胞计数或血红蛋白检查),可采用本法。先将鼠尾用温水擦拭,再用酒精消毒和擦拭,使鼠尾充血。用 7 号或 8 号注射针头,刺入鼠尾静脉,拔出针头时即有血滴出,一次可采集 10～50mm³。如果长期反复取血,应先靠近鼠尾末端穿刺,以后再逐渐向近心端穿刺。

3.眼眶静脉丛采血

采血者的左手拇、食两指从背部较紧地握住小鼠或大鼠的颈部(大鼠采血需戴上纱手套),应防止动物窒息。当取血时左手拇指及食指轻轻压迫动物的颈部两侧,使眶后静脉丛充血。右手持连有 7 号针头的 1mL 注射器或长颈(3～4cm)硬质玻璃滴管(毛细管内径 0.5～1.0mm),使采血器与鼠面成 45°夹角,由眼内角刺入,针头斜面先向眼球,刺入后再转 180°使斜面对着眼眶后界。刺入深度,小鼠约 2～3mm,大鼠约 4～5mm。当感到有阻力时即停止推进,同时将针退出约 0.1～0.5mm,边退边抽。若穿刺适当,则血液能自然流入毛细管中。当得到所需血量后,即除去加于颈部的压力,同时将采血器拔出,以防止术后穿刺孔出血。

若技术熟练,用本法短期内重复采血均无多大困难。左、右两眼轮换更好。体重 20～25g 的小鼠每次可采血 0.2～0.3mL;体重 200～300g 的大鼠每次可采血 0.5～1.0mL。本法适用于某些生物化学项目的检验。

4.断头取血

采血者的左手拇指和食指从背部较紧地握住大(小)鼠的颈部皮肤,并成动物头朝下倾的姿势。右手用剪刀猛剪鼠颈,约 1/2～4/5 的颈部前剪断,让血自由滴入盛器。小鼠可采血约 0.8～1.2mL,大鼠可采血约 5～10mL。

5.心脏采血

鼠类的心脏较小,且心率较快,心脏采血比较困难,故少用。活体采血方法与豚鼠相同。若做开胸一次死亡采血,先将动物深度麻醉,打开胸腔,暴露心脏,用针头刺入右心室,吸取血液。小鼠采血约 0.5～0.6mL,大鼠采血约 0.8～1.2mL。

6.颈动静脉采血

先将动物仰位固定,切开颈部皮肤,分离皮下结缔组织,使颈静脉充分暴露,可用注射器吸出血液。在气管两侧分离出颈动脉,离心端结扎,向心端剪口将血滴入试管内。

7.腹主动脉采血

最好先将动物麻醉,仰卧固定在手术架上,从腹正中线切开腹腔,使腹主动脉清楚暴露。用注射器吸出血液,防止溶血。或用无齿镊子剥离结缔组织,夹住动脉近心端,用尖头手术剪刀剪断动脉,使血液喷入容器。

8.股动(静)脉采血

先由助手握住动物,采血者左手拉直动物下肢,使静脉充盈。或者以搏动为指标,右手用注射器刺入血管。体重 15～20g 的小鼠采血约 0.2～0.8mL,大鼠采血约 0.4～0.6mL。

(二)豚鼠采血法

1.耳缘剪口采血

将耳消毒后,用锐器(刀或刀片)割破耳缘,在切口边缘涂抹 20％枸橼酸钠溶液,以阻止血凝,则血可从切口自动流出,进入盛器。操作时使耳充血效果较好。此法能采血 0.5mL 左右。

2.心脏采血

取血前应探明心脏搏动最强部位,通常在胸骨左缘的正中,选心跳最明显的部位作穿刺。针头宜稍细长些,以免发生手术后穿刺孔出血,其操作手法详见兔心脏取血。因豚鼠身体较小,故一般可不必将动物固定在解剖台上,而可由助手握住前后肢进行采血即可。成年豚鼠每周采血以不超过 10mL 为宜。

3.股动脉采血

将动脉仰位固定在手术台上,剪去腹股沟区的毛,麻醉后,局部用碘酒消毒。切开长约 2～3cm 的皮肤,使股动脉暴露及分离。然后,用镊子提起股动脉,远端结扎,近端用止血钳夹住,在动脉中央剪一小孔,插入无菌玻璃小导管或聚乙烯、聚四氟乙烯管,松开止血钳,血液即从导管口流出。一次可采血 10～20mL。

4.背中足静脉取血

助手固定动物,将其右或左右膝关节伸直提到手术者面前。手术者将动物脚背面用酒精消毒,找出背中足静脉后,以左手的拇指和食指拉住豚鼠的趾端,右手拿注射针刺入静脉。拔针后立即出血,呈半球状隆起。采血后,用纱布或脱脂棉压迫止血。反复采血时,两后肢交替使用。

(三)兔采血法

1.耳静脉采血

本法为最常用的取血法之一,常用于多次反复取血,因此,保护耳缘静脉,防止发生栓塞特别重要。

将兔放入仅露出头部及两耳的固定盒中,或由助手用手扶住。选耳静脉清晰的耳朵,将耳静脉部位的毛拔去,用75％酒精局部消毒,待干。用手指轻轻摩擦兔耳,使静脉扩张,用连有 $5\frac{1}{2}$ 号针头的注射器在耳缘静脉末端刺破血管,待血液漏出取血或将针头逆血流方向刺入耳缘静脉取血。取血完毕后用棉球压迫止血。此种采血法一次最多可采血 5～10mL。

2.耳中央动脉采血

将兔置于兔固定筒内。在兔耳的中央有一条较粗、颜色较鲜红的中央动脉,用左手固定兔耳,右手持注射器,在中央动脉的末端,沿着动脉平行地按向心方向刺入动脉,即可见动脉血进入针筒,取血完毕后注意止血。此法一次抽血可达 15mL。但抽血时应注意,由于兔耳中央动脉容易发生痉挛性收缩,因此抽血前,必须先让兔耳充分充血,当动脉扩张,未发生痉挛性收缩之前立即进行抽血,如果等待时间过长,动脉经常会发生较长时间的痉挛性收缩。取血用的针头一般用 6 号针头,不要太细。针刺部位从中央动脉末端开始。不要在近耳根部取血,因耳根部软组织厚,血管位置略深,易刺透血管造成皮下出血。

3.心脏取血

将家兔仰卧固定,在第三肋间胸骨左缘 3mm 处注射针垂直刺入心脏,血液随即进入针管。注意事项有:①动作宜迅速,以缩短在心脏内的留针时间和防止血液凝固;②如针头已进入心脏但抽不出血,应将针头稍微后退一点;③在胸腔内针头不应左右摆动以防止伤及心、肺。此法一次可取血 20～25mL。

4.后肢胫部皮下静脉取血

将兔仰卧固定于兔固定板上,或由一人将兔固定好。拔去胫部被毛,在胫部上端股部扎以橡皮管,则在胫部外侧浅表皮下,可清楚见到皮下静脉。用左手两指固定好静脉,右手取带有 $5\frac{1}{2}$ 号针头的注射器与皮下静脉平行方向刺入血管,抽一下针栓,如血进入注射器,表示针头已刺入血管,即可取血。一次可取血 2～5mL。取完后必须用棉球压迫取血部位止血,时间要略长些,因此处不易止血。如止血不当,可造成皮下血肿,影响连续多次取血。

5.股静脉、颈静脉取血

先作股静脉和颈静脉暴露分离手术。

(1)股静脉取血:注射器平行于血管,从股静脉下端向心方向刺入,徐徐抽动针栓即可取血。抽血完毕后要注意止血。股静脉较易止血,用干纱布轻压取血部位即可。若连续多次取血,取血部位宜尽量选择靠远心端。

(2)外颈静脉取血:注射器由近心端(距颈静脉分支 2～3cm 处)向头侧端顺血管平行方向刺入,使注射针一直引至颈静脉分支处,即可取血。此处血管较粗,很容易取血,取血量也较多,一次可取 10mL 以上。取血完毕,拔出针头,用干纱布轻轻压迫取血部位也利止血。兔急性实验的静脉取血,用此法较方便。

(四)狗、猫采血法

1.后肢外侧小隐静脉和前肢内侧下头静脉采血

此法最常用,且方便。后肢外侧小隐静脉在后肢胫部下 1/3 的外侧浅表的皮下,由前侧方向后行走。抽血前,将狗固定在狗架上或使狗侧卧,由助手将狗固定好。将抽血部位的毛剪去,碘酒-酒精消毒皮肤。采血者左手拇指和食指握紧剪毛区上部,使下肢静脉充盈(或用胶皮带绑住狗股部,或由助手握紧股部也可),右手用连有 6 号或 7 号针头的消毒器迅速穿刺入静脉,左手放松将针固定,以适当速度抽血(以无气泡为宜)。若仅需少量血液,可以不用注射器抽取,只需用针头直接刺入静脉,待血从针孔自然滴出,放入盛器或作涂片。

采集前肢内侧皮下的头静脉血时,操作方法基本与上述相同。一只狗一般采 10～20mL 血并不困难。

2. 股动脉采血

本法为采取狗动脉血最常用的方法,操作也较简便。稍加训练的狗,在清醒状态下卧位固定于狗解剖台上,伸展后肢向外伸直,暴露腹肥肉沟三角动脉搏动的部位,剪去毛。用碘酒消毒。左手中指、食指探摸股动脉搏动部位,并固定好血管,右手取连有 $5\frac{1}{2}$ 号针头的注射器,针头由动脉搏动处直接刺入血管,若刺入动脉一般可见鲜红血液流入注射器,有时还需微微转动一下针头或上下移动一下针头,方可见鲜血流入。若刺入静脉,必须重抽之。待抽血完毕,迅速拔出针头,用干药棉压迫止血 2～3min。

3. 心脏采血

本法最好在麻醉下进行,驯服的狗不麻醉也行。将狗固定在手术台上,前肢向背侧方向固定,暴露胸部,将左侧第 3～5 肋间的被毛剪去,用碘酒-酒精消毒皮肤。采血者用左手触摸左侧第 3～5 肋间处,选择心跳最明显处穿刺。一般选择胸骨左缘外 1cm 第 4 肋间处。取连有 $6\frac{1}{2}$ 号针头的注射器,由上述部位进针,并向动物背侧方向垂直刺入心脏。采血者可随针接触心跳的感觉,随时调整刺入方向和深度,摆动的角度尽量小,避免损伤心肌过重,或造成胸腔大出血。当针头正确刺入心脏时,血即可进入注射器,可抽取多量血液。

4. 耳缘静脉采血

用本法取少量血液作血常规或微量酶活力检查等。经训练的狗不必绑嘴,剪去耳尖部短毛,即可见耳缘静脉,手法基本与兔相同。

5. 颈静脉

狗不需麻醉,经训练的狗不需固定,未经训练的狗应予固定。取侧卧位,剪去颈部被毛约 10cm×3cm 范围,用碘酒-酒精消毒皮肤。将狗颈部拉直,头尽量后仰。用左手拇指压住颈静脉入胸部位的皮肤,使颈静脉怒张。右手取连有 $6\frac{1}{2}$ 号针头的注射器,针头沿血管平行方向向心端刺入血管。由于此静脉在皮下易滑动,针刺时除用左手固定好血管外,刺入要准确。取血后注意压迫止血。采用此法一次可取较多量的血。

猫的采血法基本与狗相同。常采用前肢皮下头静脉、后肢股静脉、耳缘静脉取血。需大量血液时可从颈静脉取血。方法见前述。

(五)猴采血法

与人类的采血法相似,常用者有以下几种。

1. 毛细血管采血

需血量少时,可在猴拇指或足跟等处采血。采血方法与人的手指或耳垂处的采血法相同。

2.静脉采血

最适宜部位是后肢皮下静脉及外颈静脉。后肢皮下静脉取血法与狗相似。

用外颈静脉采血时,把猴固定在猴台上,侧卧,头部略低于台面,助手固定猴的头部与肩部。先剪去颈部的毛,用碘酒-酒精消毒,即可见位于上颌角与锁骨中点之间的怒张的外颈静脉。用左手拇指按住静脉,右手持连有 $6\frac{1}{2}$ 号针头的注射器,其他操作与人的静脉取血相同。也可在肘窝、腕骨、手背及足背选静脉采血;但这些静脉更细、易滑动、穿刺难、血流出速度慢。

3.动脉采血

股动脉可触及。取血量多时常被优先选用,手法与狗股动脉采血相似。此外,肱动脉与桡动脉也可用。

(六)羊的采血方法

常采用颈静脉取血方法,也可在前后肢皮下静脉取血。颈静脉粗大,容易抽取,而且取血量较多,一般一次可抽取 50~100mL。

将羊蹄捆缚,按倒在地,由助手用双手握住羊下颌,向上固定住头部。在颈部一侧外缘剪毛约 6.7cm 范围,用碘酒-酒精消毒。用左手拇指按压颈静脉,使之怒张,右手持连有粗针头的注射器沿静脉一侧以 39°倾斜由头端向心方向刺入血管,然后缓缓抽血至所需量。取血完毕,拔出针头,采血部位以酒精棉球压迫片刻,同时迅速将血液注入盛有玻璃珠的灭菌烧瓶内,振荡数分钟,脱去纤维蛋白,防止凝血,或将血液直接注入装有凝血剂的烧瓶内。

(七)鸡、鸽、鸭的采血方法

鸡和鸽常采用的取血方法,是从其翼根静脉取血。当需抽取血液时,可露出腋窝,将羽毛拔去,即可见到明显的翼根静脉,此静脉是由翼根进入腋窝的一条较粗静脉。用碘酒-酒精消毒皮肤。抽血时用左手拇指、食指压迫此静脉向心端,血管即怒张。右手取连有 5 号针头的注射器,针头由翼根向翅膀方向与静脉平行刺入血管内,即可抽血,一般一只成年动物可抽取 10~20mL 血液。右侧颈静脉较左侧粗,故也常采用右侧颈静脉取血。以食指和中指按住头的一侧,用酒精棉球消毒右侧颈静脉的部位,以拇指轻压颈根部使静脉充血,右手持注射器刺入静脉取血。常用取血法还有爪静脉取血和心脏取血。在爪根部与爪中所见血管尖端之间切断血管,以吸管或毛细管直接取血。亦可将注射针刺入心脏内取血。

九、急性动物实验中常用的手术方法

急性动物实验中常以血压、呼吸等为指标,以静脉注射、放血等为实验方法。需要暴露气管、颈总动脉、颈外静脉、股动脉、股静脉,并做相应的插管,以及分离迷走神经、减压神经及股神经等。因此,手术主要在颈部及股部进行。

(一)兔、狗颈部手术

颈部手术的目的在于暴露气管、颈部血管并作相应的插管以及分离神经等。颈部手术

成功的关键在于熟悉动物颈部及手术要领,防止损伤血管和神经(图 8-20)。现以兔为例,说明如下:

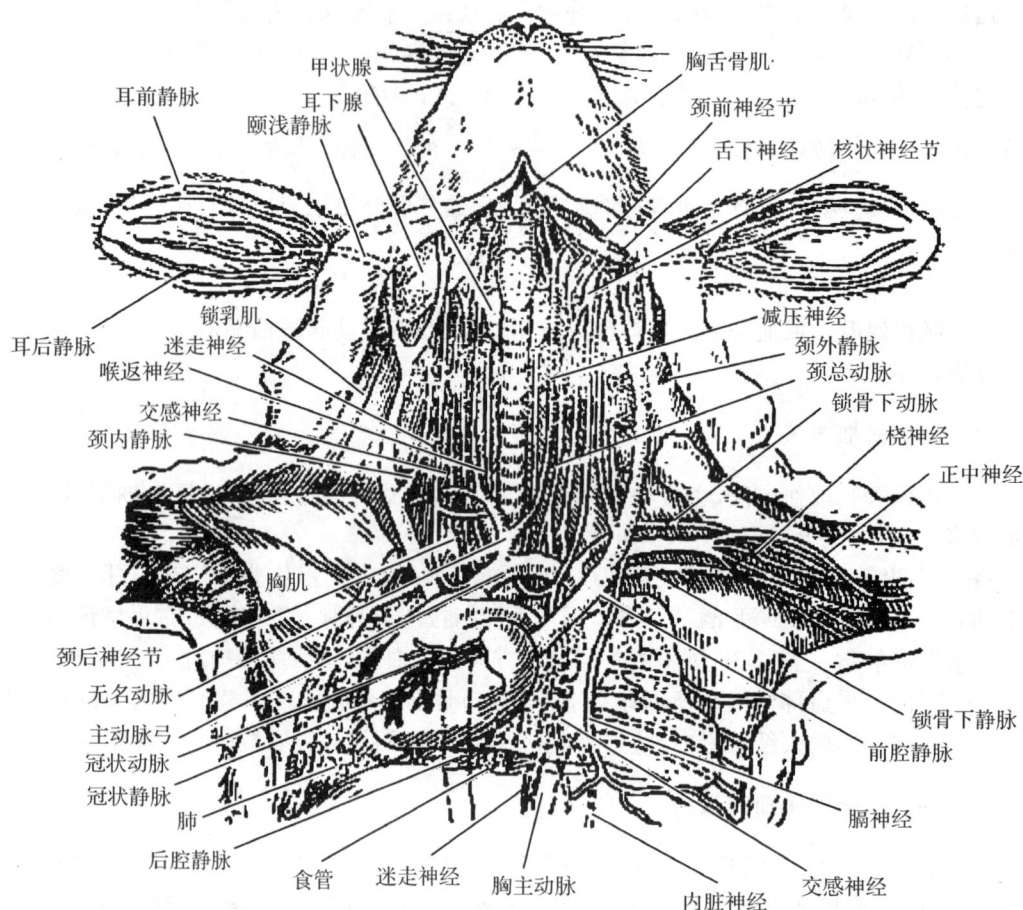

图 8-20　家兔颈部血管神经解剖位置示意图

1.固定和剪毛

家兔背位固定于兔台上,颈部剪毛。

2.动物麻醉

一般作局部浸润麻醉,在颈部正中线皮下注入 1%普鲁卡因,亦可选用 20%乌拉坦作全身麻醉。

3.气管及颈部血管神经分离术

(1)气管暴露术:用手术刀沿颈部正中线从甲状软骨处向下靠近胸骨上缘作一切口(兔长约 4~6cm,狗长约 10cm);因兔颈部皮肤较松弛,亦可用手术剪沿正中线剪开。切开皮肤后,以气管为标志从正中线用止血钳钝性分离正中的肌群和筋膜即可暴露气管,分离食管与气管,在气管下穿过一条粗线备用。

(2)颈总动脉分离术:正中切开皮肤及浅筋膜,暴露肌肉。将肌肉层与皮下组织分开,此时清楚可见在颈中部位有两层肌肉。一层与气管平行,覆于气管上,为胸骨舌骨肌。其上又有一层肌肉呈 V 字形走行向左右两侧分开。此层为胸锁乳突肌。用镊子轻轻夹住一侧的胸锁乳突肌,用止血钳在两层肌肉的交接处(即V形沟内)将它分开(注意:切勿在肌肉中分,以防出血),在沟底部即可见到搏动的颈总动脉。用眼科镊子(或纹式止血钳)细心剥开鞘膜,避开鞘膜内神经,分离出长约3～4cm的颈总动脉,在其下穿两根线备用。

颈动脉窦分离术:在剥离两侧颈总动脉的基础上,继续小心地沿两侧上方深处剥离,直至颈总动脉分叉处膨大部分,即为颈动脉窦,剥离时勿损伤附近的血管神经。

(3)颈部迷走、交感、减压神经分离术:于家兔颈部,在找到颈动脉鞘以后,将颈总动脉附近的结缔组织薄膜镊住,并向外侧轻拉使薄膜张开,即可见薄膜上有数条神经,根据各条神经的形态、位置和走向等特点来辨认:迷走神经最粗,外观最白,位于颈总动脉外侧,易于识别;交感神经比迷走神经细,位于颈总动脉的内侧,呈浅灰色;减压神经细如头发,位于迷走神经和交感神经之间,在家兔为一独立的神经,沿交感神经外侧后行走,但在人、狗此神经并不单独行走,而是行走于迷走、交感干或迷走神经中。将神经细心分离出2～3cm即可,然后各穿细线备用。

(4)颈外静脉暴露术:颈外静脉浅,位于颈部皮下,其属支有外腭静脉和内腭静脉。颈部正中切口后,用手指从皮肤外将一侧组织顶起,在胸锁乳突肌外缘即可见很粗而明显的颈外静脉。仔细分离长约3～4cm的颈外静脉,穿两线备用。

4.气管及颈部血管插管术

在前述分离术的基础上,按需要选作下列插管术:

(1)气管插管术:暴露气管后在气管中段,于两软骨环之间,剪开气管口径之半,在向头端作一小纵切口呈倒T形。用镊子夹住T形切口的一角,将适当口径的气管套管由切口向心端插入气管腔内,用粗线扎紧,再将结扎线固定于Y形气管插管分叉处,以防气管套管脱出。

(2)颈总动脉插管术:颈总动脉主要用于测量颈动脉压。为此,在插管前需使动物肝素化,并将口径适宜的充满抗凝液体(也可用生理盐水)的动脉套管(也可用塑料管)准备好,将颈总动脉离心端结扎。插管时以左手拇指及中指拉住离心端结扎线头,食指从血管背后轻扶血管。右手持锐利的眼科剪,使之与血管呈45°角,在紧靠离心端结扎线处向心一剪,剪开动脉壁的周径1/3左右(若重复数剪易造成切缘不齐,在插管时易造成动脉内膜内卷或插入层间而失败),然后持动脉套管,以其尖端余面与动脉水平地向向心方向插入动脉内,用细线扎紧并在套管分叉处打结固定。最后将动脉套管作适当固定,以保证测压时血液进出套管之通畅。

(3)颈外静脉插管术:颈外静脉可用于注射、输液和中心静脉压之测量。血管套管的插入方法与股静脉相似,现将用于中心静脉压测量的方法作一简介。

在插管前先将兔肝素化,并将连接静脉压检压计的细塑料导管充盈含肝素的生理盐水。在导管上做一长5～8cm的记号,导管准备好后,先将静脉远心端结扎,靠近结扎点的向心端作一剪口,将导管插入剪口,然后一边拉结扎线头使颈外静脉与颈矢状面、冠状面各呈45°角,一边轻柔地向心端缓慢插入,遇有阻抗即退回改变角度重插,切不可硬插(易插破静脉而进入胸腔),一般达导管上记号为止,此时可达右心房入口处。若导管插管成功,则可见静脉压检压计水面漂浮于中心静脉压数值附近,随呼吸而上下波动。

(二)兔、狗股部手术

股部手术的目的在于分离股神经、股动脉和股静脉及进行股动、静脉插管,以备放血、输血、输液、注射药物等用。狗股部神经、血管解剖特点见图 8-21 所示。

狗、兔等动物手术方法基本相同。现以兔为例,基本操作步骤如下:

(1)动物背位固定于兔台上,腹股沟部剪毛。

(2)用手指触摸股动脉搏动,辨明动脉走向,在该处作局部麻醉并作方向一致长约 4～5cm 的切口。用止血钳小心分离肌肉及深部筋膜,便清楚地暴露出股三角区。股三角区上界为鼠蹊韧带,内界为缝匠肌,外界为内收长肌。股动脉及神经即由此三角区通过。股神经位于外侧,股静脉位于内侧,股动脉位于中间偏后。

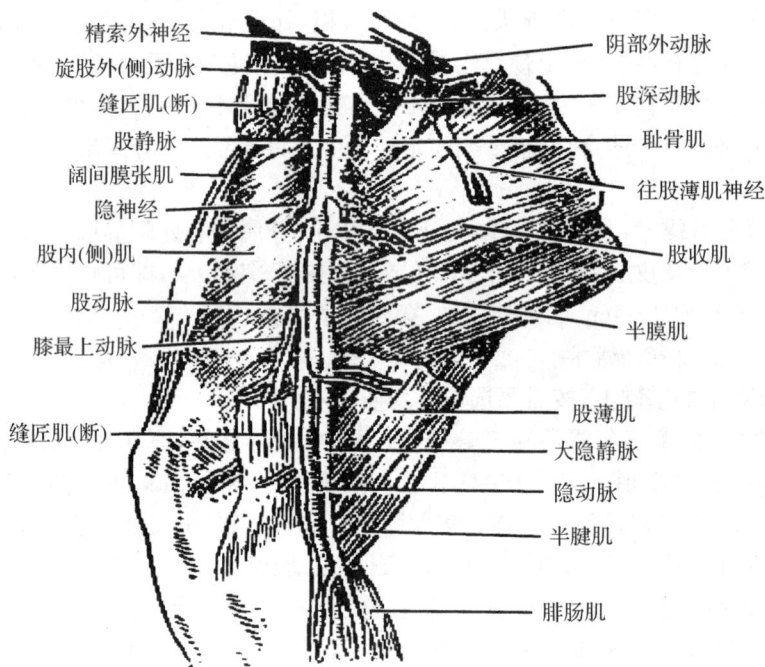

图 8-21 狗股部神经、血管解剖特点

(3)用止血钳细心地将股神经首先分出,然后分离股动、静脉间的结缔组织,清楚地暴露股静脉,如作插管可分离出一段静脉(约 2.0～2.5cm),穿两根细线备用。再仔细分离股动脉,将股动脉与其他组织分离开,长约 2～2.5cm。切勿伤及股动脉分支。动脉下方穿两根细线备用。

(4)在动物行肝素化后作股动、静脉插管。狗的血管粗大,插管较易。家兔血管细,插管较难,因此要细致耐心和掌握要领。

1)股动脉插管术:于股动脉近心端用动脉夹夹住,近心端用细线结扎,牵引此线在靠近远心端结扎处剪开血管,然后向心端插入动脉套针或塑料管,结扎固定后备放血或注射用。

2)股静脉插管术:股静脉插管术,除不需用动脉夹外,基本上与股动脉插管术相同。但因静脉于远心端结扎后静脉塌陷呈细线状,较难插管,故可试用静脉充盈插管法,即在股静脉近心端用血管夹夹住(也可用线提起),活动肢体使股静脉充盈,股静脉远心端结扎线打一活结,待手术者剪口插入套针后,再由助手迅速扎紧。

十、实验动物的急救措施

实验进行中,因麻醉过量、大失血、过强的创伤、窒息等各种原因而使动物出现血压急剧下降甚至测不到、呼吸极慢而不规则甚至呼吸停止、角膜反射消失等临床死亡症状时,应立即进行急救。急救的方法可根据动物情况而定。对狗、兔、猫常用的急救措施有下面几种。

(一)针刺

针刺人中穴对挽救家兔效果较好。对狗用每分钟几百次频率的脉冲电刺激膈神经效果较好。

(二)注射强心剂

可以静脉注射0.1%肾上腺素溶液1mL,必要时直接做心脏内注射。肾上腺素具有增强心肌收缩力,使心肌收缩幅度增大与加速房室传导速度,扩张冠状动脉,增强心肌供血、供氧及改善心肌代谢,刺激高位及低位心脏起搏点等作用。

当动物注射肾上腺素后,如心脏已搏动但极为无力时,可从静脉或心腔内注射1%氯化钙溶液5mL。钙离子可兴奋心肌紧张力而使心肌收缩加强,血压上升。

(三)注射呼吸中枢兴奋药

可从静脉注射山梗菜碱或尼可刹米。给药剂量和药理作用如下:

尼可刹米:每只动物一次注入25%尼可刹米1mL。此药可直接兴奋延髓呼吸中枢,使呼吸加速加深;对血管运动中枢的兴奋作用较弱。在动物抑制情况下作用更明显。

山梗菜碱:每只动物一次可注入1%山梗菜碱0.5mL。此药可刺激颈动脉体的化学感受器,反射性地兴奋呼吸中枢;此药对呼吸中枢还有轻微的直接兴奋作用。山梗菜碱作为呼吸兴奋药,比其他药作用迅速而显著,呼吸可迅速加深加快,血压亦同时升高。

(四)动脉快速注射高渗葡萄糖液

一般常采用经动物股动脉逆血流加压、快速、冲击式地注入40%葡萄糖溶液。注射量根据动物而定,如狗可按2～3mL/kg体重计算。这样可刺激动物血管内感受器,反射性地引起血压、呼吸的改善。

(五)动脉快速输血、输液

这在做失血性休克或死亡复活等实验时采用。可在动物股动脉插一软塑料套管,连接加压输液装置(血压计连接输液瓶上口,下口通过胶皮管连接塑料套管)。当动物发生临床死亡症状时,即可加压(180～2000mmHg)快速从股动脉输血和低分子右旋糖酐。如实验前动物曾用肝素抗凝,由于微循环血管始终保持通畅,不出现血管中的血液凝固现象,因此就是动物出现临床死亡后数分钟,采用此种急救措施仍易救活。

(六)人工呼吸

可采用双手压迫动物胸廓进行人工呼吸。如有电动人工呼吸器,可行气管分离插管后,再连接人工呼吸器进行人工呼吸。一旦见到动物自动呼吸恢复,即可停止人工呼吸。

有条件时,当动物呼吸停止,而心搏极弱或刚停止时,可用 $5\%CO_2$ 和 $60\%O_2$ 的混合气体进行人工呼吸,效果更好。

采用人工呼吸器时,应调整其容量:大鼠为 50 次/min,每次 8mL/kg[即 400mL/(kg·min)];兔和猫为 30 次/min,每次 10mL/kg[即 300mL/(kg·min)];犬为 20 次/min,每次 100mL/kg[即 2000mL/(kg·min)]。

十一、实验动物的处死方法

(一)蛙类

常用金属探针插入枕骨大孔,破坏脑脊椎的方法处死动物。将蛙用温布包住,露出头部,左手执蛙,并且用食指按压其头部前端,拇指按压背部,使头前俯;右手持金属探针由头前端沿中线向尾方刺触,触及凹陷处即枕骨大孔所在。将探针由凹陷处垂直刺入,刺破皮肤即入枕骨大孔。这时将探针尖端转向头方,向前探入颅腔,然后向各方搅动,以捣毁脑组织,如探针确在颅腔内,实验者可感觉得出针在四面皆壁的腔内。脑组织捣毁后,将探针退出,再由枕骨大孔刺入,并转向尾方,与脊柱平行刺入椎管,以破坏脊髓。脑和脊髓是否被完全破坏,可检查动物四肢肌肉的紧张性是否完全消失。拔出探针后,用一小干棉球将针孔堵住,以防止其出血。

操作过程中要防止毒腺分泌物射入实验者眼内,如被射入,即需立即用生理盐水冲洗眼睛。

(二)大鼠和小鼠

1.脊椎脱臼法

右手抓住鼠用力向后拉,同时左手拇指与食指用力向下按住鼠头,将脊髓与脑髓拉断,鼠便立即死亡。

2.断头法

实验者戴上绿棉纱手套,用右手握住大鼠头部,左手握住背部,露出颈部,助手用剪刀在鼠颈部将鼠头剪掉。小鼠处死法相同。

3.击打法

右手抓住鼠尾,提起,用力摔击其头部,鼠痉挛后立即死亡。用小木槌用力击打鼠头部也可死亡。

4.急性大失血法

可采用鼠眼眶动脉和静脉急性大量失血的方法使鼠立即死亡。

5.化学致死法

吸入一氧化碳,大、小鼠在一氧化碳浓度为 $0.2\%\sim0.5\%$ 的环境中即可死亡。

皮下注射士的宁,吸入乙醚、氯仿,均可致死。士的宁注射量,小鼠为0.76~2.0mg/kg体重,大鼠为3.0~3.5mL/kg体重。氯化钾处死大鼠剂量:25%溶液0.6mL/只,静脉注入。

(三)狗、猫、兔、豚鼠

1.空气栓塞法

向动物静脉内注入一定量的空气,使之发生栓塞而死。当空气注入静脉后,可在右心随着心脏的搏动使空气与血液相混致血液成泡沫状,随血液循环到全身。如进入肺动脉,可阻梗其分支,进入心脏冠状动脉,造成冠状动脉阻塞,发生严重的血液循环障碍,动物很快致死。一般兔、猫等静脉内注入20~40mL空气即可致死。每条狗由前肢或后肢皮下静脉注入80~150mL空气,可很快致死。

2.急性失血法

先使动物轻度麻醉,如狗可按每千克体重静脉注射硫喷妥钠20~30mg,动物即很快入睡。暴露股三角区,用锋利的杀狗刀在股三角区作一个约10cm的横切口,把股动、静脉全切断,立即喷出血液。用一块湿纱布不断擦去股动脉切口周围的血液和血凝块,同时不断地用自来水冲洗伤口,使股动脉切口处保持畅通,动物3~5min内即可死亡。采用此种方法,动物十分安静,对脏器无损伤,对活杀采集病理切片标本是一种较好的方法。

3.破坏延脑法

如果急性实验后脑已暴露,可用器具将延髓破坏,导致动物死亡。对家兔也可用木槌用力锤击其后脑部,损坏延脑,造成死亡。

4.开放性气胸法

将动物开胸,造成开放性气胸。这时胸膜腔的压力与大气压力相等,肺脏因受大气压缩发生肺萎陷,纵隔摆动,动物窒息而死。

5.化学药物致死法

静脉内注入一定量的氯化钾溶液,使动物心肌失去收缩能力,心脏急性扩张,致心脏弛缓性停跳而死亡。每只成年兔由兔耳缘静脉注入10%氯化钾溶液5~10mL,每只成年狗由狗前肢或后肢下静脉注入10%氯化钾溶液20~30mL,即可致死。

静脉内注入一定量的福尔马林溶液,使血液内蛋白凝固,动物由于全身血液循环严重障碍和缺氧而死。每只成年狗静脉注入10%福尔马林溶液20mL即可致死。也可将福尔马林与酒精按一定比例配成动物致死液应用。

皮下注射士的宁致死:豚鼠剂量为3.0~4.4mg/kg体重,兔0.5~0.6mg/kg体重,狗0.3~0.42mg/kg体重,猫1.0~2.0mg/kg体重。

经口或注射DDT致死(LD_{50}):豚鼠经口0.4g/kg体重,皮下0.9g/kg体重;兔经口0.3g/kg体重,皮下0.25g/kg体重,静脉0.043g/kg体重;狗静脉0.067g/kg体重。

第九部分
药物的剂型及处方

一、药物的剂型

药物的剂型是一切药物施予机体前的最后形式,例如片剂、栓剂、丸剂、膏剂、散剂和注射剂等。最初的药物来自自然界,其应用形式也是植物、动物的药用部分,比如草根、树皮、植物茎叶、动物脏器、骨骼、角类和动物躯体的赘生物等。随着医药学的发展,人们逐渐地了解了动植药物的有效部位,并用一些辅助材料把它们制成一种便于利用的形式,这种形式就是药物的剂型。远在夏禹时代,先人逐渐发现酿酒的方法和酒的作用,后来就用药酒治病。从酿酒过程中又发现了曲,公元前577年已知用曲治胃病。汤剂为最早使用的剂型之一。

随着生产力的发展和长期的实践,制剂制备技术不断得到提高和完善,剂型的品种也逐渐增加。《内经》中已有汤、丸、散、膏、药酒剂型的记载。东汉张仲景所著的《伤寒论》和《金匮要略》中也记述着栓、洗、软膏、浸膏、糖浆,以及脏器制剂等十余种剂型,并首次记载动物胶、炼蜜、淀粉糊作为丸剂的赋型剂。《本草纲目》总结了16世纪以前我国的用药经验,收载药物剂型近40种,除了现代剂型中的注射剂外几乎都包括在其中,充分展现了我国医药学中丰富的药物剂型。

二、现代药物剂型分类

(1)液体剂型:包括溶剂型、芳香水剂、甘油剂、糖浆剂、酊剂、酏剂、胶体溶液剂、胶浆剂、混悬剂、乳浊剂。

(2)注射剂型:包括注射水针剂(溶剂为水)、注射油针剂(溶剂为油);尚有用其他溶剂的注射剂,如乙醇(氢化可的松注射液的溶剂就是乙醇)、甘油、丙二醇(PEG)等。

注射剂尚有中草药注射剂、注射用灭菌粉末。

(3)输液剂:包括葡萄糖、生理盐水、林格氏液、甘露醇、甲硝唑、复方氨基酸、多元醇、脂肪乳等输液。

(4)眼用剂型:包括液体型眼用制剂、半固体眼用制剂(眼膏)、眼用膜剂、眼用注射剂。

(5)散剂:包括一般散剂、含有剧毒药的散剂、含液体组分的散剂、含浸膏的散剂、泡腾散剂、中药散剂、灭菌散剂。

(6)浸出剂型:包括汤剂与中药合剂、酒剂、酊剂、流浸膏剂、浸膏剂、煎膏剂、冲剂及颗粒剂、油浸剂。

(7)片剂:包括素片、糖衣片、肠溶片、吸吮片、咀嚼片、泡腾片和控制释放片。

(8)胶囊剂:包括硬胶囊和软胶囊。硬胶囊又包括速溶胶囊、冷冻干燥胶囊、磁性胶囊、双室胶囊、肠溶胶囊、缓释胶囊、植入胶囊、气雾胶囊、泡腾胶囊。软胶囊包括速效胶囊、骨架胶囊、缓释胶囊、包衣胶囊、直肠胶囊、阴道胶囊。

(9)丸剂剂型:包括水丸、膏丸、糊丸、蜡丸和浓缩丸。

(10)软膏剂型:包括油脂性基质软膏、乳剂基质软膏和水溶性基质软膏。

(11)硬膏剂型:包括黑膏药、白膏药、橡胶硬膏。

(12)栓剂。

(13)气雾剂。

(14)长效制剂。

(15)膜剂。

(16)海绵剂。

(17)放射性同位素制剂。

(18)其他剂型:微型胶囊、脂质体、贮库制剂。

三、处方

(一)处方书写存在的主要问题

1.输液配伍不合理。如青霉素类与葡萄糖、维生素 C、激素等的配伍,将庆大霉素与羧苄西林放在同一输液瓶中滴注等。青霉素水溶液最稳定的 pH 值(酸碱度)为 4.0～6.8,处方中常用 pH 值为 3.2～5.5 的葡萄糖溶液和 pH 值为 4.5～7.5 的生理盐水配制,均会加快青霉素的降解,一则造成灭活,二则产生致敏物质。维生素 C 可使青霉素或氨苄西林的 β-内酰胺环裂解而失效,如氨苄西林的活性在 2h 内可降低 50%;氨苄西林可使氢化可的松氧化,可使庆大霉素灭活,如两者放在一起 3h,庆大霉素的抗菌活性可降低 27.3%。

2.药物用法用量不当。如磺胺嘧啶(SD)、磺胺甲噁唑(SMZ)及其复方在处方中药剂常不加倍,不与碳酸氢钠合用而造成不良反应发生。青霉素的杀菌作用在细菌繁殖状态时强,但常采用低浓度缓慢静滴,易使细菌转入静止状态而降低药效。青霉素静滴量越来越大的倾向也很值得商讨,易致中毒性脑病。还有一些处方中甲氧苄啶(TMP)、SD、SMZ 一日三次或四次,多西环素一日三次的用法,显然是对药物的药动学不了解或不注意而造成临床用药不合理等。

3.处方中联合用药不当。表现在药动学和药效学方面均有,如乳酶生与一些抗菌药物合用使药效学降低;甲氧氯普胺与阿托品、颠茄等合用而减效;四环素类与青霉素类合用形成络合物而降低吸收;利福平与口服避孕药合用会使避孕失败;氨基苷类抗生素之间合用会使耳、肾毒性增加;复方阿司匹林与索米痛片合用,因重复用药造成不合理。

4.处方书写不规范。处方书写项目不全,年龄不具体,药名缩写随便不易辨认,更换用药时医生不签名,剂量、剂型不准确,外文药名书写不确切,如 654-2 写成 6542,氨茶碱写成安茶碱等。

专家指出,目前临床用药一方一药者日益减少,一方多药合用者日益增加,联合用药的处方已达到 69.7%。由于多种原因造成不合理用药日益增多,给患者的生命健康带来了危害,经济上造成了损失。这一问题应引起社会各界特别是临床医务人员的高度重视。

(二)处方书写要求

1.处方必须用蓝黑墨水或毛笔书写,应用拉丁文或中文(必要时用英文)书写。字迹必须清晰,不得涂改,如有涂改,医师必须在修改处签名。

2.处方内容包括下列各项,必须填写完全:

(1)患者姓名、性别、年龄(老幼患者应写明实足岁月)、病案号、处方年月日、药品名称、剂型、规格、数量、用法、医师签名、配方人及复核人签名、药价等。

(2)药品及制剂名按新版药典及国家卫生健康委员会颁发的药品标准为准。不得使用化学元素符号(如将稀盐酸写成 HCl)。

(3)药品剂量及数量一律用阿拉伯数字书写,并注明单位。固体以 g 为单位,液体以 mL 为单位者,可免写单位。剂型应加以说明,如粉剂、片剂、胶囊、注射液或软膏等。片剂、丸剂、胶囊剂以片、丸粒为单位,注射剂以支、瓶为单位,并须注明含量。药品用法应写明注射途径及外用部位,每次剂量及每日用药次数,均可用拉丁文、英文或中文缩写词书写。

(4)处方中每一药名都须另起一行,药品次序一般可依主药、辅药、矫正药及赋型药的次序排列。

3.医师及单独工作或代行医师职务的医士有处方权,实习的医师在医师指导下可开处方,其处方必须经带教医师签名方可生效。应将医师签名或印模留存药房备查。

4.成瘾性药品须用专用处方笺,不得和毒药、限剧药、普通药同开一张处方笺(中药除外)。自带病历者应写明患者住址。

5.普通内服药一般为三日量,不得超过七天量,剧毒药不得超过一日极量,限剧药不得超过二日极量;如有超量,由医师重复签署。成瘾性药品注射剂一般不超过一日量,片剂、酊剂、糖浆等不超过三日量,连续使用不得超过七天。

6.限用药品一般由医师提出申请,经主治医师、主任医师或门诊部主任审签后领取。

7.急症用药须在处方左上角注明"急"字,药房优先调配。

8.对不符合规定、不合理的处方,药房有权拒绝调配。

9.一般处方保存一年,到期登记后由院长或副院长批准销毁。

对中医处方作如下说明:

1.能掌握辨证论治的医师、医士,应予中医处方权。有西医处方权者,可使用中药成药和协定处方。

2.中医处方书写方法如下:

(1)处方内容及书写要求同西医处方。

(2)药名横写,每行一至四味,须排列整齐,以便查对。

(3)中药名称按《中华人民共和国药典》及《全国中草药汇编》最新版规定的正式名称书写;草药名称尚未统一者,可用当地或本单位习惯用名,逐步达到规范化。

(4)中药计量单位为 g(克),处方可仅记数量,不记"g(克)"字。

(5)每次处方,一般急性病三剂,慢性病七剂;限剧药二剂,毒药一剂。

(三)处方书写举例

处 方 笺

门诊/住院病历号 ___911031/153176___ 科室/病区 ___消内/三___ 床位号 ___16___

姓名 ___张三___ 性别 ___女___ 年龄 ___45___

处方日期 ___2020___ 年 ___11___ 月 ___10___ 日 费别 ___自费___

Rp:

生牡蛎 15.0g(先煎) 决明子 16.0g 车前子 15.0g(包煎)

生大黄 9.0g(后下) 瓜蒌仁 12.0g 大生地 15.0g

二至丸 9.0g(吞服) 制黄精 15.0g 生甘草 3.0g

数量七剂,每日一剂分头、二煎,上午服头煎,下午服二煎

医师×××

处 方 笺

门诊/住院病历号 ___812132/135267___ 科室/病区 ___内科___ 床位号 ___一___

姓名 ___李三___ 性别 ___男___ 年龄 ___25___

处方日期 ___2019___ 年 ___9___ 月 ___102___ 日 费别 ___新农合___

Rp:

阿奇霉素片 0.25g×10 片

Sig: 0.5g qd

医师×××

参考文献

[1]雷治海.动物解剖学[M].北京:科学出版社,2015.

[2]秦川,谭毅.医学实验动物学[M].3版.北京:人民卫生出版社,2021.

[3]王建枝,钱睿哲.病理生理学[M].9版.北京:人民卫生出版社,2018.

[4]魏泓.医学动物实验技术[M].北京:人民卫生出版社,2016.

[5]魏伟,吴希美,李元建.药理实验方法学[M].4版.北京:人民卫生出版社,2010.

[6]郑世民.动物病理学[M].2版.北京:高等教育出版社,2021.

附　录

附录 1　实验动物重要脏器质量占体重的百分比(%)

动物种类	胸	心	肺	肾	肝	脾	甲状腺
狗	0.59	0.85	0.94	0.30	2.94	—	0.02
猫	0.77	0.45	1.04	1.07	3.59	0.29	0.01
兔	0.40	0.35	0.53	0.70	3.19	—	—
豚鼠	1.33	0.53	1.18	1.17	5.14	—	—
大鼠	1.22	0.76	1.34	0.32	1.65	—	—

附录 2　大鼠重要脏器质量(g)及其占体重的百分比(%)

脏器		75克组	150克组	250克组	350克组	450克组	550克组	650克组	750克组	850克组
肝	g	3.68	6.86	11.82	16.18	19.25	23.86	28.07	29.74	31.67
	%	4.80	4.55	4.76	4.48	4.39	4.36	4.32	4.01	3.72
肾	g	0.98	1.63	2.65	3.09	3.63	4.25	4.56	5.02	5.77
	%	1.02	1.13	1.05	0.86	0.83	0.78	0.70	0.68	0.68
脾	g	0.11	0.27	0.45	0.56	0.72	0.78	0.95	0.99	0.93
	%	0.14	0.18	0.18	0.15	0.17	0.14	0.15	0.13	0.11
心	g	0.39	0.77	1.07	1.31	1.58	1.98	2.22	2.22	2.61
	%	0.51	0.43	0.40	0.37	0.35	0.30	0.35	0.30	0.31
肺	g	1.00	1.42	1.94	2.40	3.04	3.55	4.85	5.04	5.39
	%	1.14	0.79	0.74	0.67	0.65	0.64	0.75	0.69	0.63
脑下垂体	平均质量(g)0.0167±0.0002				占体重(0.0026±0.000032)%					
甲状腺	平均质量(g)0.1040±0.0021				占体重(0.0161±0.0034)%					
肾上腺	平均质量(g)0.3284±0.0065				占体重(0.0512±0.0011)%					
睾丸	平均质量(g)3.4221±0.0485				占体重(0.5255±0.0056)%					

附录3　实验动物生化指标综合参考值

项目名称			单位	小鼠	大鼠	家兔	狗	猴
血清钾均值范围			mg/L		4.7 (3.8～5.4)	4.1 (2.7～5.1)	4.3 (3.7～5.0)	4.7* (3.5～5.8)
血清钠均值范围			mg/L		131 (126～155)	158 (155～165)	131 (129～149)	145* (130～155)
血清钙均值范围			mg/L		4.0 (3.1～5.2)	7.0 (5.6～8.0)	5.1 (3.8～6.4)	10.1* (8.4～12.2)
血清氯均值范围			mg/L		104 (94～110)	105 (92～112)	110 (104～117)	107* (96～114)
血浆二氧化碳结合力均值范围			mg/L		23.3±0.4		25.0 (20～32)	22.0* (17～27)
血浆非蛋白氯均值范围			mg%	52～117	20～40	31～47	20～40	40～45
血液酸碱度			pH 值		7.46±0.01			
血液碳酸氢根含量			mg/L		22.3±0.4			
血液二氧化碳分压			kPa (mmHg)		4.35±0.107 (32.6±0.8)			
血浆尿素均值范围			mg%	57 (41～126)	43 (26～60)	23	30 (15～44)	30* (17～42)
血葡萄糖均值范围			mg%	159	121 (86～149)	127 (110～144)	95 (82～106)	100* (63～134)
总蛋白均值范围			g%	7.3	6.2 (5.4～6.9)	6.4	5.5 (4.8～7.0)	7.0* (6.0～8.6)
血清蛋白电泳测定	白蛋白均值范围		%	42.9	45.1 (39.7～52.5)	73.3 (58.8～78.7)	62.7 (61.4～63.6)	52.9* (41.5～68.3)
	球蛋白	α_1 均值范围	%	20.6	13.5 (10.3～16.5)	6.5 (3.5～12.0)	5.5 (3.4～6.8)	4.3* (1.3～5.7)
		α_2 均值范围	%		9.0 (6.1～10.5)	4.5 (1.3～8.7)	11.4 (11.0～11.6)	11.4* (7.1～15.7)
		β 均值范围	%	20.2	16.4 (14.0～18.7)	6.3 (2.4～13.1)	6.3 (4.0～10.1)	15.7 (11.4～19.9)
		γ 均值范围	%	16.3	16.0 (11.3～18.3)	9.5 (4.2～21.7)	14.2 (11.0～15.8)	15.7* (8.5～21.4)

注：*为亚洲西部的一种大猴子,称为狒狒。

(续表)

项目名称	单位	小鼠	大鼠	家兔	狗	猴
血清谷丙转氨酶活力均值范围	单位	16～42	30～52	71 (30～110)	25 (12～38)	33* (23～45)
血清谷草转氨酶活力均值范围	单位		132 (96～200)		33 (19～41)	47* (20～70)
血清胆红素均值范围	mg%		0.15 (0.1～0.3)	<0.1	0.15 (0.1～0.3)	0.2* (0.1～0.3)
血清胆固醇均值范围	mg%	97	128 (90～150)	49.9 (37～87)	161 (90～194)	118～157
血清胆固醇酯均值范围	mg%		31±10	27～65		140.6
胆固醇酯/总胆固醇均值范围	%	61～81		50～80		
血清甘油三酯均值范围	mg%		113～141			
血清碱性磷酸酶活力均值范围	单位	5～12	61 (40～95)		17 (14～28)	17.3* (7.5～30.0)
血清异柠檬酸脱氢酶活力均值范围	单位		13 (6～29)		16 (10～25)	15* (9～25)
全血胆碱酯酶活力(比色法)均值范围	单位		8.6～11.7	26～38		
血液谷胱甘肽(还原型)含量	mg%			17.4～51.2		
血浆胆碱酯酶活力(Michel 改良法)均值范围	pH/h		雄 0.66 (0.4～0.9) 雌 1.53 (1.0～2.3)	0.76±0.03 0.48～1.2	1.8±0.06 1.7～1.9	
血浆胆碱酯酶活力(滴定法)均值范围	μmol/ (mL·min)		雄 0.66 (0.45～1.00) 雌 1.44 (1.00～2.50)		1.56 0.93～2.84	
红细胞胆碱酯酶活力(Michel 改良法)均值范围	pH/h		1.7±0.07 1.0～2.8	2.1±0.18 0.5～2.8	1.7±0.1 1.5～1.8	

附录4　实验动物及人体表面积比例(剂量换算用)

	20g 小鼠	200g 大鼠	400g 豚鼠	1.5kg 兔	2.0kg 猫	4.0kg 猴	12kg 狗	70kg 人
20g 小鼠	1.0	7.0	12.25	27.8	29.0	64.1	124.2	387.9
200g 大鼠	0.14	1.0	1.74	3.9	4.2	9.2	17.8	56.0
400g 豚鼠	0.08	0.57	1.0	2.25	2.4	5.2	10.2	31.5
1.5kg 兔	0.04	0.25	0.44	1.0	1.08	2.4	4.5	14.2
2.0kg 猫	0.03	0.23	0.41	0.92	1.0	2.2	4.1	13.0
4.0kg 猴	0.016	0.11	0.19	0.42	0.45	1.0	1.9	6.1
12kg 狗	0.008	0.06	0.10	0.22	0.24	0.52	1.0	3.1
70kg 人	0.0026	0.018	0.031	0.07	0.076	0.16	0.32	1.0

查表方法:例如,狗剂量为 10mg/kg,12kg 的狗总剂量为 12×10mg＝120mg。查上表 70kg 人与 12kg 狗相交处为 3.1,所以人(70kg)的剂量＝120mg×3.1＝372mg。

附录5　实验动物正常血压数值

动物种类	动物数与性别	麻醉情况	血压(mmHg)	
			收缩压	舒张压
猴	14	不麻醉	150(137～188)	127(112～152)
马	173♂	不麻醉	98(90～104)	64(45～86)
	43♀	不麻醉	90(86～98)	59(43～84)
	青年5♂3♀	不麻醉	80	50
牛	—	不麻醉	134(124～166)	88(80～120)
	青年4	—	157(133～177)	
山羊	—	不麻醉	120(112～126)	84(76～90)
绵羊	13	局麻	114(90～140)	
猪	—	不麻醉	169(144～185)	108(98～120)
狗	13	不麻醉	112(95～136)	56(43～66)
	22	戊巴比妥钠	149(108～189)	100(75～122)
	67♂	巴比妥钠	134(85～190)	
	87♀	巴比妥钠	125(60～170)	

（续表）

动物种类	动物数与性别	麻醉情况	血压（mmHg）	
			收缩压	舒张压
猫	5	巴比妥或乙醚	120	75
	191♂	戴爱尔或氨基甲酸乙酯	129(67～216)	
	208♀	戴爱尔或氨基甲酸乙酯	121(62～200)	
兔	32	不麻醉	110(95～130)	80(60～90)
豚鼠	8	乙醚、戊巴比妥钠	77(28～140)	47(16～90)
大鼠	124	戊巴比妥钠	129(88～184)	91(58～145)
	100	不麻醉	98(82～120)	—
小鼠	9	氨基甲酸乙酯或乙醚	113(95～125)	81(67～90)
	青年 19	不麻醉	111(95～138)	—

附录 6　实验动物血液温度、酸碱度、黏稠度、相对密度和体温数据

实验动物	血液温度（℃）	血液 pH	血液黏稠度	血液相对密度			体温（直肠,℃）
				全血	血浆	血球	
牛	38.5	7.38 (7.27～7.49)	4.8 (4.6～5.2)		1.029～1.034	1.090	37.5～39.5
马	37.8	7.32 (7.20～7.55)	4.6 (3.4～7.6)				37.5～38.5
猪		7.57 (7.36～7.79)	4.5 (4.0～5.0)	1.005～1.060			39.0 (38.0～40.0)
狗	38.9	7.36 (7.31～7.42)	4.6 (3.8～5.5)	1.059	1.029～1.034	1.090	39.0 (38.5～39.5)
猫	38.6	7.35 (7.24～7.40)	4.5 (4.0～5.0)	1.054			38.7 (38.0～39.5)
兔	39.4	7.35 (7.21～7.57)	4.0 (3.5～4.5)	1.050		1.090	39.0 (38.5～39.5)
绵羊	39.1	7.44 (7.32～7.54)	5.2 (4.4～6.0)	1.042	1.029～1.034		38.0～40.0
豚鼠	38.6	7.35 (7.17～7.55)		1.060			38.6 (37.8～39.5)
大鼠	38.2	7.35 (7.26～7.44)					39.0 (38.5～39.5)

附录7 实验动物红细胞总数、血细胞比容、体积、大小、血红蛋白浓度

实验动物	红细胞总数（10^{12}/L）	血细胞比容（mL/100mL 血）	单个红细胞体积（μm^3）	单个红细胞大小（μm）（涂片法）	血红蛋白浓度		单个红细胞血红蛋白含量（ng）
					g/100mL 血	g/100mL 红细胞	
牛	8.1 (6.1～10.7)	40 (33～47)	50 (47～54)	5.9	11.5 (8.7～14.5)	29.0	—
马	9.3 (8.21～10.35)	33.4 (28～42)	—	5.5	11.1 (8～14)	33.0	—
猕猴	5.2 (3.6～6.8)	42 (32～52)	—	—	12.6 (10～16)	30.0	—
狗	6.3 (4.5～8.0)	45.5 (38～53)	66 (59～68)	7.0 (6.2～8.0)	14.8 (11～18)	33 (30～35)	23 (21～25)
猫	8.0 (6.5～9.5)	40 (28～52)	57 (51～63)	6.0 (5～7)	11.2 (7.0～15.5)	28 (23～31)	14 (12～16)
兔	5.7 (4.5～7.0)	41.5 (33～50)	61 (60～68)	7.5 (6.5～7.5)	11.9 (8～15)	29 (27～31)	21 (19～23)
猪	6.4	39.0 (38～40)	61 (59～63)	—	13.7 (13.2～14.2)	35.0	21.5 (21～22)
山羊	16.0 (13.3～17.9)	33 (27.0～34.6)	19.3	4.0	10.5 (8.8～11.4)	3 (33～36)	6.7
绵羊	10.3 (9.4～11.1)	31.7 (29.9～33.6)	31 (30～72)	4.8	10.9 (10.0～11.8)	34.5 (34～35)	11.0
豚鼠	5.6 (4.5～7.0)	42 (37～47)	77 (71～83)	7.4 (7.0～7.5)	14.4 (11.0～16.5)	34 (33～35)	26 (24.5～27.5)
大鼠	8.9 (7.2～9.6)	46 (39～53)	55 (52～58)	7.0 (6.0～7.5)	14.8 (12.0～17.5)	32 (30～35)	17 (15～19)
小鼠	9.3 (7.7～12.5)	41.5	49 (48～51)	6.0	14.8 (10～19)	36 (33～39)	16 (15.5～16.5)

附录8　实验动物白细胞总数、分类计数

实验动物	白细胞总数（10^9/L）	嗜酸性粒细胞		嗜碱性粒细胞		淋巴细胞	
		10^6/L	%	10^6/L	%	10^6/L	%
牛	9.2 (6.0～12.0)	31.9 (20～40)	0.7 (0.3～1.3)	7.7 (3～15)	0.06 (0～0.09)	0.62 (0～1)	5.1 (1.1～5.9)
马	5.0～11.0	3.0～6.9		0.05～0.6		0～0.1	
猴	10.1 (5.5～12.0)		21～47		0～6		0～2
狗	14.79±3.48	8.2 (6.0～12.5)	68 (62～80)	0.6 (0.2～2.0)	5.1 (2～14)	0.085 (0～0.3)	0.7 (0～2)
猫	16.0 (9.0～24.0)	9.5 (5.5～16.5)	59.5 (44～82)	0.85 (0.2～2.5)	5.4 (2～11)	0.02 (0～0.1)	0.1 (0～0.5)
兔	9.0 (6.0～13.0)	4.1 (2.5～6.0)	46 (36～52)	0.18 (0～0.4)	2 (0.5～3.5)	0.45 (0.15～0.75)	5 (2～7)
猪	7.0～20.0	2.4～10.0		0.05～2.0		0～0.8	
山羊	5.0～14.0	2.1～3.35		0～1.1		0～0.6	
绵羊	7.8 (5～10)	2.8 (1.6～3.5)	35.7 (20～45)	0.19 (0.08～0.5)	2.5 (1～7)	0.03 (0～0.15)	0.4 (0～2)
豚鼠	10.0 (7.0～19.0)	4.2 (2.0～7.0)	42 (22～50)	0.4 (0.2～1.3)	4 (2～12)	0.07 (0～0.3)	0.7 (0～2)
大鼠	14.0 (5～25)	3.1 (1.1～6.0)	22 (9～34)	0.3 (0～0.7)	2.2 (0～6)	0.1 (0～0.2)	0.5 (0～1.5)
小鼠	8.0 (4.0～12.0)	2.0 (0.7～4.0)	25.5 (12～44)	0.15 (0～0.5)	2 (0～5)	0.05 (0～0.1)	0.5 (0～1)

实验报告

_____学院　　_____系　　_____班级

姓名_____　　学号_____　　日期_____

实验人员_____

实验内容_____

实验报告

_____学院　　_____系　　_____班级

姓名_____　　学号_____　　日期_____

实验人员_____

实验内容_____

实验报告

_____学院　　_____系　　_____班级

姓名_____　　学号_____　　日期_____

实验人员_____

实验内容_____

实验报告

_____学院　　_____系　　_____班级

姓名_____　　学号_____　　日期_____

实验人员_____

实验内容_____

实验报告

_____学院　　　_____系　　　_____班级

姓名_____　　学号_____　　日期_____

实验人员_____

实验内容_____

实验报告

_____学院　　_____系　　_____班级

姓名_____　　学号_____　　日期_____

实验人员_____

实验内容_____

实验报告

_____学院　　_____系　　_____班级

姓名_____　　学号_____　　日期_____

实验人员_____

实验内容_____

实验报告

_____学院　　_____系　　_____班级

姓名_____　　学号_____　　日期_____

实验人员_____

实验内容_____

实验报告

_____学院 _____系 _____班级

姓名_____ 学号_____ 日期_____

实验人员_____

实验内容_____

实验报告

_____学院　　_____系　　_____班级

姓名_____　　学号_____　　日期_____

实验人员_____

实验内容_____

实验报告

_____学院　_____系　_____班级

姓名_____　　学号_____　　日期_____

实验人员_____

实验内容_____

实验报告

_____学院　　_____系　　_____班级

姓名_____　　学号_____　　日期_____

实验人员_____

实验内容_____